Les 5 messagers du corps

Catalogage avant publication de Bibliothèque et Archives nationales du Québec et Bibliothèque et Archives Canada

Frenette, Gisèle, 1960-
Les 5 messagers du corps : comment la peau, les ongles, les selles, l'urine et les règles vous informent sur votre santé
Comprend des références bibliographiques.
ISBN 978-2-89436-451-2
1. Signes et symptômes - Ouvrages de vulgarisation. I. Titre. II. Titre : Cinq messagers du corps.
RC69.F73 2014 616'.047 C2013-942777-5

Nous reconnaissons l'aide financière du gouvernement du Canada par l'entremise du Fonds du livre du Canada (FLC) pour nos activités d'édition.

Nous remercions la Société de développement des entreprises culturelles du Québec (SODEC) pour son appui à notre programme de publication.

Gouvernement du Québec – Programme de crédit d'impôt pour l'édition de livres – Gestion SODEC.

Infographie de la couverture : Marjorie Patry
Mise en pages : Josée Larrivée
Révision linguistique : Amélie Lapierre
Correction d'épreuves : Michèle Blais

Éditeur : Les Éditions Le Dauphin Blanc inc.
Complexe Lebourgneuf, bureau 125
825, boulevard Lebourgneuf
Québec (Québec) G2J 0B9 CANADA
Tél. : 418 845-4045 Téléc. : 418 845-1933
Courriel : info@dauphinblanc.com
Site web : www.dauphinblanc.com

ISBN format papier : 978-2-89436-451-2
ISBN format numérique pdf : 978-2-89436-452-9
ISBN format numérique epub : 978-2-89436-453-6
ISBN format numérique mobi : 978-2-89436-454-3

Dépôt légal : 1e trimestre 2014
Bibliothèque nationale du Québec
Bibliothèque et Archives Canada

Données de catalogage disponibles auprès de Bibliothèque et Archives nationales du Québec.

Imprimé au Canada

Gisèle Frenette

Les 5 messagers du corps

Comment la peau, les ongles, les selles, l'urine et les règles vous informent sur votre santé

Le Dauphin Blanc

Livres déjà publiés par l'auteure :

L'intolérance au gluten, 2003, 2006, 2013, Édimag.

Dites non à la douleur : l'approche naturelle, 2004, Édimag ; réimpression sous le titre *Comment soulager la douleur*, 2011, Edimag.

Tout sur la santé de l'intestin, 2007, 2012, Québec-Livres.

L'hypothyroïdie expliquée, 2009, 2013, Québec-Livres.

L'endométriose : vaincre la douleur et l'infertilité, 2011, Québec-Livres.

Table des matières

AVIS IMPORTANT

Ce livre a pour but d'informer le lecteur au sujet de la santé en général et ne doit en aucun cas se substituer à l'avis d'un professionnel de la santé. Il est important de savoir que les produits dits « naturels » tels que les vitamines, les minéraux et les plantes médicinales peuvent être la cause d'une réaction allergique, d'un surdosage ou d'une interaction avec certains médicaments. L'éditeur et l'auteure déclinent toute responsabilité quant aux effets indésirables qui pourraient résulter de l'application des recommandations émises dans ce livre.

« La santé n'est pas le fruit du hasard,
elle s'apprend comme toute autre chose. »

– Sylvie Poisson

Introduction

La santé est un état multidimensionnel qui inclut le bien-être physique, mental, social et spirituel. À partir d'une telle définition, il serait plutôt étonnant de rencontrer un jour une personne « en santé », car peu de gens répondent à tous ces critères en même temps.

Ainsi, avant de déterminer si l'on peut se considérer comme étant en santé, il faudrait en préciser la définition. Qu'est-ce que la santé ? En fait, de nombreuses réponses ont déjà été formulées à cette question. Certains affirment qu'il s'agit de l'absence de maladie, d'autres mentionnent un état de bien-être sans douleur ou un sentiment de plénitude, alors que d'autres encore disent être en santé malgré l'existence d'une maladie chronique. Le concept de la santé est d'une grande complexité avec autant de variantes qu'il y a d'individus.

Le terme *santé* serait apparu vers l'an 1000 avant Jésus-Christ. Étymologiquement parlant, il provient du mot latin *sanitas*, dérivé de *sanus* (« sain ») et se définit comme le « bon état physiologique d'un être vivant[1] ». Il est intéressant de noter que, dans la langue anglaise, le mot *health* (du vieil anglais *hoelth*), signifie "*wholeness, a being whole, sound*[2]", qui se traduit par « en entier, globalité du corps, sain ». C'est une notion plus généralisée qui peut facilement inclure toutes les sphères de vie de l'être humain.

Il est parfois difficile de concevoir que, pour être en santé, tous les aspects de la vie doivent être équilibrés en même temps. Pourtant, la médecine traditionnelle chinoise prône cette approche depuis des millénaires. Selon celle-ci, les émotions intériorisées atteignent le corps physique et affectent les organes. Ainsi, la colère est associée au foie, la joie, au cœur, la tristesse, aux poumons, la peur, aux reins, et les inquiétudes, à la rate et au pancréas. Par exemple, une tristesse prolongée pourrait éventuellement mener à l'essoufflement et même à l'asthme, alors qu'une colère refoulée pourrait occasionner des troubles intestinaux, de la fatigue ou un état dépressif. Si l'on adopte cette ligne de pensée, il s'ensuit que la santé de l'organe atteint pourrait s'améliorer en réglant le trouble émotionnel sous-jacent. La santé du corps physique dépend donc en grande partie de l'état psychologique. Le corps et l'esprit forment un tout indissociable. Par conséquent, la personne doit être considérée dans son ensemble et non pas évaluée en pièces détachées. Les aspects social et spirituel font aussi partie de cette quête d'équilibre ou d'harmonie.

Nous savons tous que les mots ont un énorme pouvoir sur notre psyché. Pourtant, nous les utilisons à tort et à travers sans trop nous y arrêter. C'est ainsi que le mot *santé* a une connotation positive qui fait sourire, alors qu'au contraire, le mot *maladie* inspire le découragement et la peur. C'est sûrement pour cette raison que l'on préfère se croire en santé sans chercher plus loin.

Malheureusement, peu de personnes se préoccupent de leur état de santé avant l'apparition de symptômes dérangeants ou douloureux. C'est à ce moment que l'on commence à s'interroger, à savoir ce qui est normal et ce qui l'est moins. « Combien de fois par jour dois-je uriner ?

Est-ce normal que mes ongles aient de plus en plus de rainures avec l'âge ? La couleur de mes selles est-elle normale ? »

Le corps transmet sans cesse des messages sur son état de santé. En apprenant à reconnaître les manifestations de son corps, la personne peut prendre rapidement les mesures qui s'imposent pour retrouver le mieux-être. Bien que certains signaux soient difficiles à décrypter, d'autres sont au contraire très apparents et même malaisés à contourner. Ce livre a pour but de vous aider à identifier quelques-uns de ces signes et symptômes tout en mettant l'accent sur ceux qui sont visibles à l'œil nu. Une meilleure écoute de son corps permet de recueillir de précieuses informations sur son état de santé physique actuel et peut parfois laisser entrevoir le trouble affectif qui le sous-tend. Le message véhiculé par le ressenti émotionnel sera également abordé dans cet écrit puisque plusieurs anomalies qui affectent le corps humain découlent de sentiments refoulés.

Ce livre vous fournira donc l'information de base qui vous aidera à répondre à certaines de vos questions afin que vous puissiez réagir promptement s'il survient un déséquilibre dans votre corps. On y traitera même de sujets plus embarrassants dont on hésite à discuter. Vous trouverez également, à la fin de chaque chapitre, des réponses à des questions qui sont souvent entendues en milieu clinique. Osez faire le voyage avec moi. Après tout, il n'y a pas de plus belle destination que la santé !

Chapitre 1

La peau

La peau est probablement l'organe qui reflète le mieux la santé. N'est-elle pas la première chose que l'on remarque chez une personne ? La peau est un organe social qui doit supporter le regard des autres, même si, en fait, le reflet du miroir est souvent notre plus grande critique.

La peau est le plus grand organe du corps ; elle pèse de 4 à 5 kg et s'étend sur une surface avoisinant 2 m^2. Son épaisseur varie de 1,5 à 5 mm selon la région du corps. La peau la plus fine recouvre les paupières, alors que la plus épaisse enveloppe la paume des mains et la plante des pieds. Elle est constituée de trois couches distinctes : l'hypoderme, le derme et sa partie visible, l'épiderme.

Les différentes fonctions de la peau

Comme vous vous en doutez, la peau est bien plus qu'une simple enveloppe pour nos organes internes. Elle nous protège des agents externes tels que les microorganismes et la pollution, elle filtre les rayons ultraviolets du soleil et sert de barrière contre les liquides extérieurs par sa propriété semi-perméable.

La peau est un organe à part entière qui exerce plusieurs fonctions physiologiques :

- Elle sert de barrière protectrice entre l'environnement et le corps ;
- Elle contribue au contrôle de la température corporelle ;
- Elle reçoit les stimuli externes et les communique au cerveau (fonction sensorielle) ;
- Elle collabore à la synthèse de la vitamine D lorsqu'elle est exposée aux rayons ultraviolets du soleil ;
- Elle participe à l'élimination des fluides, des déchets et des toxines (transpiration) ;
- Certaines cellules épidermiques, dont les cellules de Langerhans, contribuent à la défense immunitaire en empêchant la pénétration des germes.

On se réfère fréquemment à la peau comme le « troisième rein », car son pouvoir de détoxication du corps est très important. L'organisme se débarrasse de ses déchets en les éliminant par les émonctoires : le foie, les reins, les intestins, la peau, les poumons. L'être humain possède près de trois millions de glandes sudoripares réparties sur presque tout le corps, à l'exception de certaines parties des organes génitaux (petites lèvres, clitoris, gland). Les glandes sudoripares sécrètent la sueur qui assiste le corps dans l'élimination de ses déchets. À travers la transpiration, la peau élimine de l'urée, de l'acide urique, du chlorure de sodium (d'où le goût salé de la sueur), de l'acide lactique, des sels de potassium, de calcium, de magnésium, de phosphore, de cuivre, de zinc et de fer ainsi que des traces d'autres acides. Au total, la peau élimine 0,9 kg (2 lb) de déchets corporels par jour.

Disons-le clairement: «Il ne faut pas avoir peur de suer !» La transpiration est une méthode simple et naturelle pour évacuer une partie des substances toxiques qui s'accumulent dans le corps. Par ailleurs, la sudation comme méthode de détoxication est fortement encouragée par plusieurs approches médicales non traditionnelles ; pensez au sauna et à la hutte de sudation (*sweat lodge*) des Amérindiens.

D'un côté plus ludique, les glandes sudoripares sécrètent aussi des substances chimiques volatiles appelées «phéromones». Similaires aux hormones, elles agissent comme des messagers entre deux personnes en dégageant un arôme personnel qui semble attirer l'autre. Les phéromones joueraient un rôle dans l'attirance d'un partenaire potentiel.

Nourrir sa peau

La peau est un tissu extraordinaire si l'on considère qu'elle est à la fois résistante, souple, imperméable à l'eau et aux graisses, élastique (pensez à la femme enceinte), en plus d'être capable de se régénérer et de se cicatriser.

L'épiderme, la couche externe de la peau, se renouvelle toutes les quatre semaines. Près d'un million et demi de ses cellules meurent chaque jour. Nous perdons environ 5 kg de peau par année ; ses lamelles s'accumulent dans le bain, sur les gants de crin ou comme pellicules sur les vêtements. D'ailleurs, la peau humaine forme 90 % de la poussière qui nous entoure.

« On estime que chaque centimètre carré de peau contient 70 cm de vaisseaux sanguins, 55 cm de nerfs, 100 glandes sudoripares, 15 glandes sébacées, 230 récepteurs sensoriels et environ un demi-million de cellules qui meurent et se renouvellent sans cesse[3]. »

Comme tout tissu vivant en constant renouvellement, la peau requiert une alimentation saine et équilibrée. Une peau éclatante nécessite un apport régulier d'éléments nutritifs et une bonne hydratation afin de conserver sa forme. L'eau est un élément vital pour l'organisme, et il en va de même pour la peau.

En fait, la peau est constituée de 70 % d'eau et doit continuellement être réhydratée. Une bonne hydratation lui permet non seulement de conserver sa beauté et sa souplesse, mais elle aide à l'évacuation des déchets métaboliques. Une mauvaise élimination des détritus corporels se reflète souvent par une peau terne. Il est donc essentiel de compenser les pertes liquidiennes du corps. L'eau est le liquide de choix pour bien s'hydrater. Il faut limiter la consommation de boissons gazeuses, de café, de thé et d'alcool qui sont plus diurétiques qu'hydratants. Certaines circonstances accroissent les besoins hydriques, telles que les températures ambiantes élevées, l'exercice physique intense, le stress, la pollution, la fièvre, la diarrhée persistante et la consommation de certains médicaments.

Le désir de freiner le processus de vieillissement de la peau n'est pas nouveau. Bien que le vieillissement cutané attribuable à la génétique et aux fluctuations hormonales (surtout chez la femme) soit inévitable, d'autres facteurs restent sous notre contrôle. Ainsi, on sait que le tabagisme, les bains de soleil et le bronzage artificiel nuisent à l'intégrité de la peau et l'amènent à vieillir prématurément. Certaines modifications au style de vie peuvent s'avérer nécessaires afin de préserver la santé de la peau.

Mais, qu'en est-il du dommage causé par les radicaux libres ? Ces molécules d'oxygène instables endommagent les membranes protectrices des cellules de l'organisme, un peu comme la rouille sur le métal. Cette détérioration graduelle des cellules accélère le vieillissement du tissu épidermique. Fort heureusement, les radicaux libres peuvent être neutralisés en grande partie par une diète à haute teneur en antioxydants. Ainsi, cinq à dix portions de fruits et de légumes de couleurs variées chaque jour fournissent un bel éventail d'antioxydants.

La peau est en grande partie le reflet de notre alimentation. Les aliments à privilégier sont ceux qui contiennent des quantités importantes de vitamines A, C et E, des acides gras essentiels ainsi que des minéraux comme le sélénium et le zinc. Une alimentation diversifiée fournit également d'autres nutriments antioxydants essentiels à la santé de la peau, dont le glutathion, le bêta-carotène, la biotine, la lutéine et le lycopène. Il est toujours préférable de puiser les éléments nutritifs directement dans notre assiette, car les différentes composantes d'un aliment se complètent et se renforcent, conférant à celui-ci plus de pouvoir curatif. Les suppléments alimentaires peuvent venir combler les carences si nécessaire.

Une barrière émotionnelle

La peau est comparable à un cocon qui enveloppe et protège le corps des intempéries extérieures. Mais, en vérité, elle est bien plus que cela. Elle représente une délimitation des frontières entre l'intérieur et l'extérieur de notre véhicule terrestre. Il s'agit certainement de l'organe le plus sensible du corps humain. Elle reflète non seulement notre santé en général, mais aussi notre état psychique. Un problème qui touche la peau est souvent lié à un trouble de communication avec son entourage. Vous est-il déjà arrivé de voir apparaître un gros bouton en plein visage alors que vous aviez un rendez-vous qui vous tenait à cœur ? L'épiderme a son propre langage pour exprimer les émotions et les non-dits. Ainsi, la peur du rejet, la peur de ne pas être à la hauteur, la colère refoulée, le ressentiment, la honte peuvent engendrer une poussée d'acné ou une réaction cutanée.

Ce n'est peut-être pas une coïncidence s'il existe une si étroite corrélation entre le cerveau et la peau puisqu'ils ont la même origine embryologique. En effet, il est intéressant de constater qu'ils se forment tous les deux au vingt et unième jour du développement de l'embryon.

La peau représente notre individualité et « miroite » en quelque sorte notre vie intérieure, nos sentiments profonds. Elle est en lien avec notre relation affective à l'autre, mais aussi à nous-mêmes. Un besoin d'amour non assouvi peut se traduire par des problèmes de peau. Le premier contact du nouveau-né ne se fait-il pas par le toucher ? Les caresses répondent à un besoin affectif profondément ancré dans l'être humain dès la naissance. On retrouve d'ailleurs ce même phénomène chez les singes qui utilisent les caresses pour alléger les tensions et écarter les conflits.

Les problèmes de peau peuvent apparaître lorsque nous sentons notre individualité menacée. Il y a atteinte à l'image de soi. La communication est difficile avec notre entourage ; nous nous sentons vulnérables, en perte de pouvoir, nos limites ne sont plus respectées et l'opinion des autres gagne en importance. Les expressions « les nerfs à fleur de peau » et « la peau mince » prennent alors tout leur sens. Les difficultés semblent remonter « à la surface » sous forme d'affections cutanées, comme si les émotions (toxines) devaient être évacuées par la peau. Par exemple, un conflit de séparation peut entraîner l'apparition d'eczéma ou de psoriasis, alors qu'une grande contrariété où l'on se sent irrité peut se concrétiser sous la forme de prurit (démangeaison).

L'approche métaphysique vise à trouver la cause émotionnelle profonde derrière le problème de santé. Elle peut s'avérer un outil utile dans le cheminement vers le mieux-être. Voici d'autres exemples de malaises et de maladies de la peau en lien avec les pensées et les émotions conscientes ou inconscientes :

- Acné : irritation, ressentiment, rejet, peur, honte, insécurité, dégoût, non-acceptation de soi ;

- Boutons : impatience, débordement de colère, bouillonnement de l'intérieur ;

- Ecchymoses (contusions) : douleur ou angoisse refoulée et non verbalisée, culpabilité, autopunition, impression de se battre contre la vie ;

- Eczéma : situation de séparation, la personne manque de confiance en elle-même, elle est hypersensible, elle a peur d'être blessée, elle vit en fonction des attentes des autres, elle est anxieuse quant à son avenir ;

- Peau sèche : relations sèches et arides avec la vie, l'individu se coupe de ses émotions ;

- Verrue : culpabilité, honte de ce que l'on est, rancœur ;

- Vitiligo : se sentir à part des autres, sans protection, trouble d'appartenance.

Questions et réponses

Je souffre d'acné sévère, mais je ne désire pas prendre de médicaments sur ordonnance. J'ai lu sur Internet que ceux-ci sont des dérivés de la vitamine A. Est-ce que je peux traiter mon acné en prenant tout simplement de grosses doses de vitamine A ?

Les médicaments sur ordonnance pour combattre l'acné incluent les antibiotiques, le traitement hormonal (pilule anovulante) et des dérivés de la vitamine A (par voie topique ou orale). La vitamine A est une vitamine liposoluble, c'est-à-dire qu'elle se dissout dans les graisses comme les vitamines D, E et K. Puisque cette vitamine est mise en réserve dans le foie, l'ingestion de grandes quantités pendant de longues périodes peut nuire au bon fonctionnement de cet organe en dépassant sa capacité de stockage. Cela dit, une supplémentation adéquate en vitamine A contribue au maintien et à la réparation des tissus cutanés.

Ma peau est sèche, râpeuse et parfois même squameuse. Que puis-je faire ?

L'exposition aux agressions extérieures comme le froid, le soleil et la pollution assèche la peau et la fragilise. Une peau sèche est très sensible, facilement irritée et portée aux tiraillements et aux démangeaisons. Il est important de boire au moins huit verres d'eau par jour pour bien hydrater le tissu cutané. Il est préférable d'éviter de prendre des bains ou des douches à l'eau très chaude qui dessèchent la peau en enlevant son film hydrolipidique. L'utilisation d'une crème ou d'une lotion hydratante apaise la peau sèche et les démangeaisons. Privilégiez une alimentation diversifiée qui procure les antioxydants indispensables à la santé de la peau.

Quelle est la cause des fissures aux coins de mes lèvres et que faire pour y remédier ?

Les lésions aux commissures des lèvres sont aussi appelées « perlèches ». Selon la gravité, il peut y avoir de la rougeur ou des lésions croûteuses qui saignent facilement. La personne peut ressentir des picotements, une sensation de brûlure et même de la douleur. Les causes les plus fréquentes de la perlèche incluent l'habitude de se lécher ou de se mordiller les coins des lèvres, la sécheresse de la bouche et des lèvres, un trouble lié aux prothèses dentaires ou une réaction à un dentifrice ou à un rouge à lèvres. Elle est parfois associée à une carence nutritionnelle, à une affection dermatologique comme l'eczéma, à une infection bactérienne ou à une mycose (*Candida albicans*). L'application d'un baume ou d'une crème hydratante est recommandée afin de garder les lèvres bien hydratées. La cause précise doit être prise en considération, surtout s'il s'agit d'une infection. L'ajout de certains éléments nutritifs tels que la vitamine A, les vitamines du complexe B, en particulier la B_2 (riboflavine), le zinc et les acides gras essentiels peut aider à prévenir les lésions.

Je transpire beaucoup des pieds et la peau entre mes orteils pèle et craque. Que faire ?

La transpiration des pieds est un phénomène normal, mais parfois gênant. Elle peut être à l'origine d'une mycose, une infection fongique aussi appelée « pied d'athlète », qui peut se propager à d'autres parties du corps qui souffrent aussi de la chaleur (aines, aisselles). Afin d'améliorer la situation, choisissez des chaussures qui permettent l'aération, évitez celles qui sont en caoutchouc et qui gardent les pieds humides. Préférez les bas blancs en coton et saupoudrez de la poudre de talc dans les bas et les chaussures. La pierre d'alun peut s'avérer un déodorant efficace et peu dispendieux ; il suffit de la frotter contre la plante des pieds propres alors qu'ils sont encore humides.

Si le problème persiste ou s'aggrave, il est possible que vous deviez faire face au pied d'athlète : rougeur, fissure, sensation de brûlure, squame et démangeaison. Cette mycose commence habituellement entre les orteils et peut s'étendre à la plante du pied et aux ongles. Il existe quelques remèdes naturels contre la mycose, dont certains à base d'essence de niaouli (melaleuca ou, en anglais, *tea tree*), de lavande ou de souci (*calendula officinalis*). Si le problème persiste malgré tous vos bons soins, un pharmacien saura vous recommander une crème antifongique.

Quelle est la cause des rides ?

Avec l'âge et selon sa prédisposition génétique, la peau s'amincit, devient moins ferme, se relâche et semble irrésistiblement attirée vers le bas. La triste vérité est qu'elle perd de son collagène et de son élasticité. Bien que les rides soient synonymes de vieillissement, elles résultent surtout de l'effet cumulatif des irritants qui ont laissé leur trace sur la peau. Au fil des années, l'exposition au soleil, au froid, à la pollution, au stress ainsi que certaines habitudes de vie telles que l'alimentation déficiente, le tabagisme et l'alcool dégradent la peau. Les crèmes antirides contenant du rétinol (dérivé de la vitamine A) peuvent aider à maintenir la souplesse et la douceur de la peau.

Combien de temps doit-on exposer sa peau au soleil pour avoir suffisamment de vitamine D ?

Une exposition au soleil du visage, des mains et des bras, sans écran solaire, de dix à quinze minutes par jour, est suffisante pour maintenir des taux adéquats de vitamine D. Les personnes à la peau foncée devront s'exposer plus longtemps. Dans les pays nordiques comme le Canada, on recommande de prendre un supplément de vitamine D quotidiennement durant les mois d'hiver.

Existe-t-il un moyen de faire disparaître les vergetures ?

Les vergetures sont de fines stries qui apparaissent sur la peau lorsqu'elle est soumise à une distension exagérée. Elles peuvent être provoquées par la croissance rapide à la puberté, la grossesse, la prise de poids, l'usage prolongé des corticostéroïdes topiques et certaines maladies rares. L'hérédité et la qualité du collagène disponible dans le derme, la deuxième couche de la peau, pourraient influencer leur apparition. La couleur des vergetures varie du rose pâle au rouge violacé. Elles ont tendance à se décolorer jusqu'à devenir des cicatrices moins apparentes d'un blanc nacré. La meilleure prévention est encore d'éviter la prise de poids rapide en mangeant sainement et en buvant suffisamment d'eau, car une bonne hydratation aide à garder la peau souple et élastique. Il n'existe pas de traitements réellement efficaces pour prévenir ou faire disparaître les vergetures.

À quoi sert le brossage de la peau ?

Le brossage de la peau déloge les cellules mortes, stimule la circulation sanguine et lymphatique et favorise l'élimination des cristaux d'acide urique et d'autres déchets corporels. Il contribue à une meilleure régénération des cellules de la peau en plus de la rendre propre et soyeuse. Le brossage de la peau se pratique de préférence sur la peau sèche avant de prendre la douche. Il s'effectue en commençant par le point le plus éloigné (le pied) en revenant vers le cœur.

Chapitre 2

Les ongles

L'ongle est le prolongement écailleux de l'épiderme composé principalement de kératine dure, ce qui en fait, avec l'os et la dent, l'un des constituants les plus résistants de l'organisme. Il protège les vaisseaux sanguins, les nerfs et les os qui se trouvent dans le derme sous-jacent. L'ongle s'avère un outil particulièrement utile quand vient le temps de ramasser un petit objet, de boutonner une chemise ou de gratter une démangeaison.

Une étude menée en 2010 a démontré que la pousse mensuelle moyenne de l'ongle des mains est de 3,47 mm, comparativement à 1,62 mm pour l'ongle des pieds. Les habitudes de vie, l'alimentation et l'âge peuvent avoir un impact sur la croissance unguéale[4].

Les ongles, tout comme la peau et les cheveux, nous livrent quantité d'informations sur l'état de santé général de la personne, tant physique que psychologique. Mais avant d'explorer ce côté fascinant de notre sujet, voyons un peu à quoi servent les ongles.

À quoi servent les ongles ?

L'ongle a normalement un aspect translucide, brillant et lisse. Sa couleur rosée est due à l'abondance de capillaires sanguins qu'il abrite. Sa kératine, qui lui confère sa grande résistance, est composée d'acides aminés riches en soufre, comme la cystéine. L'ongle est aussi constitué d'eau, de lipides et de minéraux, dont le calcium, le zinc, le silicium, le fer et le phosphore.

Le rôle premier de l'ongle est de protéger les extrémités des mains et des pieds des chocs et des agressions. Malgré sa dureté, l'ongle démontre également une certaine flexibilité, et ces deux qualités l'aident à assumer au mieux sa fonction de protection. Les bouts des doigts sont riches en terminaisons nerveuses qui captent les sensations de douleur, de pression, de froid et de chaleur. Sans les ongles, les extrémités des mains et des pieds deviendraient une source constante d'inconfort. Si vous avez déjà eu à supporter la friction d'une chaussure sur un ongle d'orteil blessé, vous pouvez facilement imaginer ce que serait le port de chaussures sans ongles de pied. Chacun de nous peut d'ailleurs relater un incident où un ongle nous a évité une blessure plus sérieuse au bout d'un doigt ou d'un orteil. De plus, ces phanères nous protègent contre les variations thermiques, les produits chimiques et les microbes.

L'ongle exerce un rôle de préhension qui nous permet de saisir de petits objets. Avez-vous déjà essayé de ramasser une petite aiguille à coudre sans utiliser vos ongles ? Ils servent aussi d'outils en plus d'une occasion : défaire un nœud, se gratter, boutonner ou agrafer un vêtement, griffer pour se défendre. Parfois, ils peuvent même servir de tournevis.

Il ne faut pas non plus négliger leur rôle esthétique. Il va sans dire que des ongles propres et bien entretenus sont plus attirants que des ongles rongés jusqu'à la pulpe.

De quoi ont-ils besoin ?

L'état des ongles reflète souvent celui de la santé. Il n'y a rien à y faire, toutes les parties de votre corps dépendent de votre apport nutritionnel pour leur survie. Plusieurs composantes nutritives sont nécessaires pour assurer la croissance normale de l'ongle. Ainsi, on pourrait dire que vos ongles sont le reflet de votre alimentation.

La repousse totale d'un ongle de la main s'effectue en moins de six mois alors que l'ongle du pied peut prendre jusqu'à douze mois. Sa pousse est plus rapide en été qu'en hiver. Chez les droitiers, les ongles de la main droite poussent plus rapidement et inversement pour les gauchers.

Une carence nutritionnelle peut avoir un impact sur la croissance de l'ongle en affectant sa résistance, sa solidité et sa flexibilité. Un déficit en certaines vitamines et certains minéraux peut changer son apparence en laissant apparaître, entre autres, des taches ou des stries sur les ongles. D'ailleurs, quand l'organisme est malade ou en état de faiblesse, le rythme de croissance de l'ongle ralentit. Si la situation persiste, sa structure est altérée ; l'ongle peut s'amincir ou devenir mou, friable et cassant. Tout ce qui implique une déficience de matériaux fondamentaux tels que les protéines, les lipides (acides gras essentiels), les vitamines et les minéraux peut se refléter dans les ongles. La malnutrition (par manque de nourriture ou excès de malbouffe), le régime végétarien mal équilibré et les cures d'amaigrissement peuvent être en cause.

Le principal constituant de l'ongle est la kératine ; il s'agit d'une protéine composée de plusieurs acides aminés. La kératine est très riche en soufre qui provient en grande partie des acides aminés soufrés, dont la cystéine, la cystine et la méthionine. Cela dit, les ongles mous et cassants pourraient indiquer une carence en soufre. Une alimentation équilibrée devrait apporter une quantité suffisante de cet oligoélément afin de pourvoir aux besoins de l'organisme. Les aliments riches en soufre sont le chou, les crucifères, l'ail, l'asperge, les fruits de mer, les œufs, les légumineuses, la viande et les produits laitiers. Grâce au soufre qu'il renferme, le méthylsulfonylméthane (MSM) contribuerait également à améliorer l'apparence et la solidité des ongles.

Des ongles cassants, friables ou tachés peuvent être symptomatiques d'une carence en divers éléments nutritifs, dont les vitamines A, B, C, D ou E, les minéraux comme le calcium, le fer, l'iode, le silicium, le magnésium et le zinc ou les acides gras essentiels. Bien que cette liste puisse sembler longue, il ne faut pas oublier que chaque aliment contient une multitude de nutriments et que c'est l'effet synergique de l'ensemble de ces éléments nutritifs qui est recherché. Voilà pourquoi il faut varier le contenu de son assiette en s'assurant d'y mettre des fruits et des légumes de toutes les couleurs de même que suffisamment de protéines et de bons gras. Comme la plupart de ces vitamines et minéraux sont bien connus du grand public et facilement accessibles, nous nous contenterons d'ajouter quelques informations pertinentes.

Le silicium est un oligoélément moins connu. Pourtant, il joue un rôle essentiel dans la cicatrisation du tissu cutané ; il participe à la formation du collagène qui maintient l'élasticité de la peau. Il favorise également la santé des cheveux et des ongles en les rendant plus résistants. Plusieurs études ont démontré qu'une supplémentation quotidienne de silicium sur plusieurs semaines rend les ongles plus brillants, moins rugueux et moins cassants. On le trouve dans le riz brun, l'avoine, les céréales complètes, les algues, l'oignon, l'ail, l'asperge, le radis, le chou-fleur, l'ortie et la prêle des champs.

Le zinc intervient dans la synthèse de la kératine. Une déficience de cet oligoélément est associée à des ongles fragilisés qui se cassent et se dédoublent facilement. Si la carence en zinc (ou en fer) persiste, des stries longitudinales peuvent apparaître sur les ongles. La présence de taches blanches sur les ongles peut également indiquer un manque de zinc, de calcium ou d'acides gras essentiels. Les sources alimentaires de zinc sont le poisson, les fruits de mer, les viandes, les œufs, les céréales complètes et la levure de bière.

Les vitamines du groupe B sont importantes pour le maintien de la santé unguéale. En fait, la thiamine (B_1), la riboflavine (B_2), la niacine (B_3), l'acide pantothénique (B_5), l'inositol (B_7), la biotine (B_8), l'acide folique (B_9) et la cyanocobalamine (B_{12}) travaillent en synergie afin d'assurer la santé de la peau, des cheveux et des ongles. Les femmes ayant de faibles niveaux de biotine ont tendance à avoir des ongles fragiles et cassants. Des études ont démontré que cette vitamine renforce les ongles en les rendant plus épais et solides ; elle est aussi efficace en cas de dédoublement des ongles.

Bien que l'alimentation soit d'une grande importance, d'autres affections peuvent freiner la croissance de l'ongle ou altérer son apparence. Outre les carences en éléments nutritifs, on peut citer les dysfonctionnements glandulaires, les allergies, l'anémie, les infections fongiques et tout autre dysfonctionnement restreignant l'afflux sanguin à la matrice de l'ongle. Il est donc important de mentionner un changement de couleur ou d'aspect à votre médecin.

La médecine chinoise suggère que la santé des ongles est étroitement liée à l'état du foie. Selon cette théorie, des ongles solides, brillants et d'une belle teinte indiqueraient que le sang du foie est riche et abondant, alors que des ongles mous, minces, cassants, ternes, rainurés ou même déformés pourraient laisser croire le contraire.

Les ongles, surtout ceux des mains, sont continuellement exposés à l'utilisation de savons, de détergents, de produits d'entretien et de dissolvants qui les abîment et les dessèchent. Pensez à en prendre soin à l'aide d'une crème hydratante et n'oubliez pas de boire suffisamment d'eau.

Les ongles, porteurs de messages

Les ongles sont bien plus que de simples ornements sur nos mains. La forme, la coloration, l'aspect (taches, rainures) et la texture (cassants, mous) des ongles peuvent transmettre des indices sérieux sur l'état de santé de la personne. Bien qu'il ne s'agisse pas d'une science d'une grande précision, un coup d'œil rapide sur ceux-ci peut en révéler beaucoup sur ce qui a lieu à l'intérieur du corps. Comme ce livre est loin d'être un traité d'onychologie, nous nous contenterons de voir brièvement ce que certains changements unguéaux peuvent signifier.

La lunule de l'ongle

La lunule est la partie blanchâtre en forme de croissant située à la base de l'ongle. Normalement, elle devrait représenter environ un cinquième de sa hauteur. La lunule du pouce est souvent plus grande et plus visible que celles des autres doigts. Véritables baromètres de la vitalité, une lunule plus petite que la normale indique un manque de vigueur et une perte d'énergie passagère ou de longue durée, alors qu'une lunule exagérément grande sous-entend une suractivité. La présence de toutes les lunules indiquerait la santé, alors qu'en leur absence totale, on pourrait suspecter la fatigue, l'athérosclérose ou la carence protéique.

Il est suggéré que la lunule de chaque doigt reflète une partie du corps. Ainsi, le pouce représente la santé générale, l'index, la circulation sanguine, le majeur, les intestins, l'annulaire, les reins, alors que l'auriculaire est lié au foie et aux reins. Même si ces observations ne suffisent pas à établir un diagnostic, en les ajoutant à d'autres symptômes, elles peuvent guider le médecin et le patient dans la bonne direction.

La couleur des ongles

Un changement de couleur de la lunule ou de l'ongle en entier est aussi représentatif d'un trouble de santé. Par exemple, une lunule bleue peut indiquer la maladie de Wilson, une maladie génétique du foie et du système nerveux associée à une accumulation de cuivre dans l'organisme. Une coloration bleu-gris est typique d'un empoisonnement à l'argent, alors que l'on remarque souvent une lunule marron ou noire lors d'un apport exagéré en fluor. Une lunule rouge laisse supposer une insuffisance cardiaque.

On peut aussi évaluer la couleur de l'ongle au complet; en principe, il devrait exhiber une couleur rosée. Des ongles jaunes peuvent indiquer des désordres internes longtemps avant l'apparition d'autres symptômes. Ainsi, les examens devraient s'intéresser particulièrement aux systèmes lymphatique, respiratoire et hépatique (foie). Les personnes atteintes de diabète ont souvent les ongles jaunes, mais la base de l'ongle est bleutée. Le tabagisme et la prise de tétracycline à long terme peuvent aussi jaunir les ongles. Il faut donc éviter de sauter à des conclusions erronées qui ne feront que vous causer un stress inutile.

Une coloration blanchâtre des ongles peut dénoter une anomalie hépatique comme l'hépatite ou la cirrhose (ongles blancs avec des bouts roses), une maladie des reins ou de l'anémie. Des ongles violacés peuvent signaler un trouble circulatoire, alors que des ongles rougeâtres peuvent être symptomatiques de troubles cardiaques, d'hypertension ou d'une consommation exagérée d'alcool.

Stries, taches et autres anomalies

Tout changement aux ongles peut signifier un éventuel dérèglement de l'organisme pouvant aller d'une simple déficience nutritionnelle à une maladie plus grave. Ils constituent une source d'informations surprenante pour qui sait les lire. Mais voilà où le bât blesse. Tout un chacun aura son opinion sur l'aspect de vos ongles, alors que seul un professionnel de la santé compétent sera en mesure de vous renseigner comme il se doit après avoir complété un examen médical complet. Notez qu'il existe une multitude de maladies qui s'attaquent à l'ongle lui-même, comme le psoriasis et les mycoses. Ce qui suit s'en tiendra à ce que vos ongles peuvent révéler au sujet de votre santé, puisque leur apparence reflète souvent ce qui se passe à l'intérieur du corps. Voici quelques exemples de modifications des ongles qui peuvent signaler certains troubles de santé ou certaines pathologies :

- Les ongles épais peuvent exposer une faiblesse du système vasculaire où la circulation sanguine fait défaut ;

- Des ongles cassants peuvent avoir plusieurs significations : une déficience en fer (anémie), un dysfonctionnement de la glande thyroïde, une détérioration de la fonction rénale ou un trouble de la circulation ;

- Des ongles cassants qui pèlent, s'effritent ou craquent facilement dénotent un manque d'acide chlorhydrique, de protéines ou de minéraux ;

- Des ongles fragiles, mous et brillants sans lunules peuvent indiquer une hyperactivité de la glande thyroïde ;

- Des ongles qui s'amincissent peuvent signaler le lichen plan, une maladie inflammatoire de la peau qui cause des papules et des démangeaisons ;

- On peut soupçonner un dysfonctionnement de la glande thyroïde quand l'ongle se sépare de son lit (à la base du doigt où il rejoint la peau) ;

- Des ongles plats peuvent dénoter un syndrome de Raynaud, surtout s'ils ont tendance à bleuir sous l'effet du froid ou d'un stress, pour ensuite redevenir normaux dès que la circulation est rétablie ;

- Des ongles de couleur foncée, minces, plats, en forme de cuillères peuvent indiquer une carence en vitamine B_{12} ou une anémie ;

- Un ongle incurvé vers le bas pourrait être le signe d'un problème cardiaque, hépatique ou respiratoire. Cette déformation de l'ongle est parfois observée également dans le cas d'une maladie inflammatoire de l'intestin ;

- Des ongles exceptionnellement larges et carrés pourraient suggérer un désordre hormonal ;

- Un ongle dont la base est soulevée avec les bouts petits et blancs peut être un signe d'un trouble respiratoire comme l'emphysème ou une bronchite chronique. Cet état unguéal peut aussi être héréditaire ;

- Des stries de haut en bas des ongles peuvent indiquer une tendance à développer l'arthrite ;

- Des rainures longitudinales sont associées avec le vieillissement, mais peuvent aussi révéler une anomalie rénale. D'autre part, la carence en fer peut aussi causer des stries ;

- Des dépressions ponctuées qui ressemblent à de petits pointillés sur la surface d'un ongle friable peuvent être liées au psoriasis et à l'eczéma ;

- Des ongles qui semblent avoir un chapelet de petites bosses peuvent être un signe d'arthrite rhumatoïde ;

- Des lignes blanches qui traversent l'ongle peuvent suggérer un trouble du foie.

Le lien affectif

L'ongle est un organe de protection dédié à protéger les extrémités des doigts de la main et du pied. Métaphysiquement parlant, il représente cette force intérieure qui nous procure un sentiment de protection. Comme il est également en lien avec la dextérité tactile, il démontre notre capacité à être flexibles. L'individu aux prises avec des problèmes d'ongles croit avoir à se protéger seul, sans personne pour venir le secourir. Il se défendra donc « bec et ongles ».

Une inflammation autour des ongles peut signifier un sentiment de vulnérabilité, une sensation d'être en perte de pouvoir par rapport à ce qui se passe autour de soi ou une difficulté à décrocher d'une situation. Un dédoublement des ongles peut dénoter une propension à se cramponner à deux endroits ou à deux personnes en même temps. L'épaississement exagéré d'un ongle peut se comparer à la formation d'une carapace dans le but de se protéger des dangers extérieurs au lieu de se défendre et de s'affirmer.

Des ongles sains et rosés sont représentatifs d'une grande vitalité. Tout au contraire, s'ils sont mous et cassants, on peut suspecter un vide d'énergie provenant probablement d'un sentiment de lassitude et d'indifférence quant à une vie monotone, peut-être même dirigée par les autres. Les personnes hypersensibles ont tendance à avoir de tels ongles.

L'onychophagie est l'habitude de se ronger les ongles. Les sujets qui pratiquent ce comportement sont décrits comme nerveux, timides, tendus, anxieux et ayant de la difficulté à extérioriser leurs sentiments. Ils grugent leurs propres défenses (ongles-griffes), alors qu'une situation qu'ils doivent affronter les ronge de l'intérieur et sape leur énergie. Les spécialistes en métaphysique associent ce comportement à une insécurité profonde et à la peur de ne pas être à la hauteur de l'attente des autres. La personne a peur de s'assumer, de prendre sa vie en main. Il peut aussi s'agir d'une émotion non exprimée ou de l'intériorisation d'une rancune envers un parent, souvent par rapport à un manque de protection durant l'enfance.

L'ongle incarné apparaît lorsque le coin de l'ongle s'enfonce dans la chair qui l'entoure. Cette affection douloureuse atteint le plus souvent le gros orteil. Du point de vue psychique, être incapable de marcher librement et aisément peut souligner une peur d'avancer vers une situation future. La personne se sent impuissante, appréhende l'insuccès et s'inquiète de tous les petits détails. Elle peut aussi vivre un conflit qui lui occasionne de la culpabilité par rapport à une nouvelle situation. La souffrance occasionnée tant par l'ongle incarné que par la peur d'aller de l'avant peut être considérée comme une forme d'autopunition.

Avez-vous déjà songé que l'application régulière de vernis à ongles, petit symbole de coquetterie, pouvait avoir des conséquences néfastes sur votre santé ? Tout comme plusieurs autres produits cosmétiques, le vernis à ongles est susceptible de contenir des substances toxiques, dont des phtalates, du formaldéhyde (agent cancérigène) et du toluène. L'utilisation de plusieurs produits de beauté comporte des risques pour la santé, car le mélange de différentes molécules toxiques finit par former un *cocktail* potentiellement dangereux pour l'être humain. Le toluène, par exemple, est neurotoxique, c'est-à-dire qu'il s'attaque au système nerveux et au cerveau, alors que les phtalates sont impliqués dans le dérèglement endocrinien. L'exposition prolongée à ces produits chimiques, comme c'est le cas pour les esthéticiennes, augmente les risques de certains troubles de santé tels que les dermatites, les allergies respiratoires, l'asthme et le cancer du sein. Bien qu'ils soient encore difficiles à trouver, il existe maintenant quelques vernis à ongles moins toxiques sur le marché.

Questions et réponses

J'ai un ongle incarné au gros orteil qui est très douloureux. Que dois-je faire pour le traiter et éviter que cela se reproduise ?

Un ongle incarné pénètre dans la chair qui l'entoure et rend le port des chaussures très inconfortable. Il est causé par une mauvaise coupe de l'ongle et par les chaussures mal ajustées (trop courtes, trop étroites ou à talons hauts). Certaines activités telles que la course à pied peuvent aussi abîmer les ongles et provoquer ce type de blessure. Les symptômes de l'ongle incarné résultent de l'inflammation ; ils incluent la rougeur, la douleur et le gonflement du tissu autour de l'ongle. Si l'infection s'aggrave, il peut y avoir du pus et la formation d'un bourrelet de chair qui saigne facilement. Les diabétiques et les gens ayant des troubles de circulation doivent consulter leur médecin rapidement afin d'éviter les complications.

On peut traiter l'ongle incarné en faisant tremper le pied pendant une quinzaine de minutes dans de l'eau chaude savonneuse ou salée. On insère un bout d'ouate ou de compresse sous le coin de l'ongle. On peut aussi appliquer un onguent antiseptique. Ce traitement doit être répété chaque jour jusqu'à ce que l'ongle ait poussé de quelques millimètres et qu'il ne s'enfonce plus dans la chair. On pourra alors faire la coupe de l'ongle en ligne droite et non en forme arrondie. Afin de réduire les risques de récidives, il est important de porter des chaussures qui ne compressent pas les orteils.

J'ai parfois des rougeurs sur le côté des ongles ; c'est très douloureux. Qu'est-ce que ça peut être ?

Le terme *panaris* désigne l'inflammation aiguë qui atteint le doigt ou l'orteil, près de l'ongle. Il s'agit d'une infection le plus souvent bactérienne, bien qu'elle puisse aussi être d'origine fongique. Au début, le panaris provoque une rougeur sur le côté de l'ongle, une sensation de chaleur, une sensibilité au toucher ou une douleur supportable. Si l'état s'aggrave, la douleur deviendra plus forte et pulsatile ; le doigt semblera battre au rythme du cœur. La formation de pus à l'intérieur de la partie infectée changera la couleur de la peau et le petit abcès prendra une teinte blanchâtre ou verdâtre. À ce stade, une fièvre modérée et des ganglions enflés peuvent se manifester. Sans être alarmiste, il ne faut pas négliger cette infection qui peut s'étendre aux tendons de la main ou même provoquer une septicémie.

Tout ce qui endommage la peau près de l'ongle augmente les risques d'une telle infection : se ronger les ongles, tirer sur les cuticules, une écharde, le contact prolongé avec des substances chimiques ou lorsque la peau est soumise à une forte humidité. Dans les cas moins sévères, on commence par désinfecter la plaie en trempant son doigt dans un mélange d'eau chaude et de sel ou dans une solution désinfectante comme le Dakin (disponible en pharmacie) pendant dix minutes, trois à cinq fois par jour. Des compresses d'argent colloïdal peuvent aussi s'avérer très efficaces. Une fois la plaie bien asséchée, on peut l'enduire d'un onguent antiseptique et appliquer un pansement. S'il n'y a aucune amélioration après quelques jours ou s'il y a présence de pus ou de fièvre, il faut consulter un médecin rapidement.

Puis-je continuer à appliquer du vernis à ongles pendant ma grossesse ?

Le vernis à ongles et le dissolvant contiennent plusieurs substances toxiques qui pourraient être nocives pour la santé du bébé et de la mère s'ils y sont exposés sur une base régulière. Par exemple, la manucure qui travaille avec ces produits tous les jours s'expose à plus de risques que celle qui les utilise une fois par semaine. C'est surtout l'inhalation des vapeurs qui est préjudiciable à la santé. Le fait de se vernir les ongles de temps à autre ne devrait pas causer de problème. Pour mettre toutes les chances de votre côté, assurez-vous que la pose du vernis se fait dans un lieu bien aéré. Il existe aussi des vernis à ongles sans toluène ni formaldéhyde ainsi que des dissolvants sans acétone.

Chapitre 3

Les selles… un sujet tabou !

S'il y a une chose que tout le monde a en commun, c'est bien de manger tous les jours. Et, si le corps fonctionnait de façon optimale, tous les gens iraient également à la selle chaque jour. Malheureusement, c'est loin d'être le cas. La détresse intestinale est un problème très répandu. Pourtant, ce propos fait rarement les frais de la conversation. En effet, le mot *selle* n'est pas facile à introduire dans une discussion entre amis, et il est encore moins approprié d'en préciser les détails. Malgré une prétendue liberté d'expression, tout ce qui touche à la fonction intestinale reste un sujet pratiquement tabou. On en discute avec notre médecin, et même là, bien des patients n'osent pas le faire ou en taisent certains détails qui pourraient s'avérer importants.

Ce chapitre a pour but de vous informer du rôle de l'intestin et de son produit final, mais il n'abordera pas les maladies intestinales proprement dites. Si vous désirez en lire plus sur le sujet, mon livre *Tout sur la santé de l'intestin* (Québec-Livres, 2007 – 2e édition, 2012) saura répondre à toutes vos questions.

Les deux intestins

L'appareil digestif inclut la bouche, l'œsophage, l'estomac, l'intestin grêle (petit intestin), le côlon (gros intestin), le rectum et se termine par l'anus. La langue, les glandes salivaires, le pancréas, le foie et la vésicule biliaire participent également au processus de digestion.

À la suite de son passage dans l'estomac, le bol alimentaire se déverse dans l'intestin grêle en passant par le sphincter pylorique (pylore). Le petit intestin se divise en trois parties : le duodénum, le jéjunum et l'iléon. Malgré son nom, il est loin d'être petit, car s'il était allongé sur toute sa longueur, il s'étendrait sur près de 7 m. Le tonus musculaire de sa paroi le ramène à une longueur d'environ 2 m. C'est grâce aux villosités intestinales couvrant la paroi interne du petit intestin que se fait l'absorption des nutriments essentiels à la santé. Ce sont d'ailleurs ces petites saillies filiformes qui sont détruites chez les personnes atteintes de la maladie cœliaque ou d'une intolérance au gluten (voir *Intolérance au gluten*, éditions Edimag). Les vitamines, les minéraux, les glucides, les lipides et la plupart des protéines sont assimilés par l'intestin grêle. La traversée du petit intestin prend de trois à six heures. Les nutriments sont ensuite absorbés par les capillaires sanguins et la lymphe, pour être distribués à travers l'organisme où ils assurent le métabolisme cellulaire. Toute maladie qui cause de l'inflammation ou endommage la muqueuse interne du petit intestin diminue sa capacité à absorber les éléments nutritifs essentiels à la santé.

Après son passage dans l'intestin grêle, le chyme (bol alimentaire sous forme de bouillie) transite vers le côlon en passant par la valvule iléo-cæcale. Le gros intestin mesure environ 1,8 m de long et, bien que le transit à travers celui-ci devrait se faire en 12 heures, il arrive très souvent qu'il soit plus lent. La prolongation des mécanismes de putréfaction et de fermentation en place dans le côlon peut causer des inconvénients, dont le ballonnement et la flatulence. Tout au long du trajet vers la sortie, la flore bactérienne du côlon synthétise certaines vitamines du groupe B et la vitamine K (essentielle à la coagulation). Outre son rôle d'élimination des déchets, le gros intestin doit aussi récupérer l'eau des résidus alimentaires et les électrolytes. Les matières fécales qui en résultent seront acheminées vers le rectum et éliminées par le sphincter anal (anus).

La durée moyenne du transit intestinal de la bouche à la défécation devrait être de 18 à 24 heures. Un moyen simple de le vérifier est de manger du maïs en grains et de surveiller son passage dans les selles. Il n'est pas rare que le transit intestinal prenne de deux à trois jours, ce qui indique un besoin criant pour plus de fibres et d'eau dans le régime alimentaire.

Qu'est-ce qu'une selle normale?

Les matières fécales sont constituées en grande partie de la desquamation de l'épithélium intestinal (cellules mortes), de fibres végétales non digérées, de bile, de cholestérol, de mucus et de bactéries. Elles contiennent aussi de 75 à 85 % d'eau, ce qui facilite leur progression dans l'intestin et leur évacuation. Un adulte devrait normalement évacuer de 150 à 200 g de selles chaque jour.

Une selle normale doit avoir une consistance lisse, solide, ni trop dure, ni trop molle et être facile à expulser. Chez un adulte, on peut s'attendre à ce qu'elle mesure approximativement de 12 à 18 cm pour un diamètre de 3 à 4 cm. Sa couleur peut varier d'un brun clair à plus foncé; sa coloration est causée par la présence de bilirubine provenant du foie. L'odeur qu'elle dégage dépend de différents facteurs, dont l'alimentation, la prise de médicaments, la durée du transit intestinal et la présence d'infection. Normalement, elle ne devrait pas dégager d'odeur forte ni causer de brûlures rectales au passage.

Une personne en santé émet en moyenne une quinzaine de gaz intestinaux par jour et évacue ainsi de 1 000 à 1 500 ml d'air. Une quantité de gaz est aussi éliminée par la bouche par éructation. Les «pets» sont principalement composés d'azote, d'oxygène, de dioxyde de carbone provenant de l'air avalé ainsi que d'hydrogène et de méthane qui sont des sous-produits de la dégradation des aliments par la flore bactérienne dans le côlon. Fort heureusement pour nous, moins de 1 % des gaz sont malodorants. L'odeur nauséabonde des flatulences provient de la présence de soufre dans l'échappement gazeux. Les aliments riches en soufre comme les crucifères (brocoli, chou-fleur, chou), les oignons, l'ail, le navet, les légumineuses, les œufs et les produits laitiers sont responsables de ces petits désagréments olfactifs.

Des anomalies dans la cuvette

On estime que plus de 10000 kg (23000 lb) d'aliments solides seront digérés par l'appareil digestif au cours d'une vie. Il va sans dire que ce système doit fournir beaucoup d'efforts afin d'effectuer son travail correctement et sans ratés. Pourtant, nous nous en préoccupons peu. Ce n'est qu'au moment où il montre quelques signes de défaillance qu'on y pense. Et encore, on attend souvent très longtemps avant de consulter en essayant de se convaincre que tout devrait rentrer dans l'ordre bientôt. Les signaux en provenance de l'intestin doivent être pris au sérieux, car ils essaient de nous transmettre un message qui pourrait nous sauver la vie.

Avant de tirer la chasse d'eau, prenons le temps de noter l'apparence de ce qui se trouve au fond de la cuvette. Tout changement dans la consistance, la forme, la couleur, l'odeur, le volume ou la fréquence des selles devrait être considéré comme un signal d'alerte demandant notre attention. Bien que personne n'aime aborder ce sujet, la plupart d'entre nous se sont déjà posé des questions à propos de leurs selles.

La couleur des selles

Des traces rouges dans les selles inquiètent toujours la personne concernée parce qu"elles sont inévitablement associées au sang. Par contre, il n'y a pas toujours lieu de s'alarmer. Souvent, cette coloration découle tout simplement des aliments consommés, par exemple les betteraves rouges, le jus de tomate, un aliment ou une boisson contenant un colorant alimentaire de cette couleur. L'apparition de sang rouge clair sur le papier de toilette est fréquemment causée par la présence d'hémorroïdes qui, même si désagréables, ne menacent pas la vie de la personne. D'autre part, il arrive qu'un saignement rouge clair signale une complication plus importante telle qu'une fissure anale ou rectale, une inflammation du côlon (colite ulcéreuse, diverticulite, polype intestinal) ou le cancer du rectum.

Une selle dont la coloration rouge foncé tend vers le noir doit être considérée comme suspecte. Encore une fois, la consommation de certains aliments tels que les bleuets, les épinards, la réglisse et le boudin noir ou la prise de certains médicaments comme une supplémentation de fer peut être en cause. Les selles noires ne doivent jamais être prises à la légère, car à moins d'avoir consommé l'un des ingrédients précédemment cités, celles-ci ne sont pas normales. Il pourrait malheureusement s'agir de sang « digéré », c'est-à-dire d'un saignement, souvent d'odeur nauséabonde, qui provient du tube digestif haut (œsophage, estomac, duodénum). Consultez rapidement un médecin s'il y a présence de sang noir dans vos selles ou si le sang rouge clair persiste.

Les selles peuvent parfois prendre une coloration très pâle, jaune paille ou blanche. On peut s'attendre à avoir des selles blanches pour quelques jours après une radiographie du tube digestif qui a nécessité l'ingestion de baryum. Certains médicaments tels que les antiacides, les antidiarrhéiques et les suppléments de calcium peuvent aussi produire cet effet. Les selles très claires peuvent résulter d'une absence de sels biliaires, car c'est la bile qui donne cette coloration brune aux selles. Si tel est le cas, on parlera d'une selle acholique qui compte parmi les symptômes de plusieurs maladies du foie, de la vésicule biliaire et du pancréas, dont l'hépatite, la cirrhose, le cancer du foie, la pancréatite et le cancer du pancréas. Notez que la rétention biliaire s'accompagne habituellement d'une urine jaune foncé ou marron. On pourrait aussi observer d'autres signes de détresse tels que la nausée, l'ictère (teint et yeux jaunes), les démangeaisons et les malaises abdominaux.

La selle jaune résulte habituellement d'une dysfonction de la vésicule biliaire. C'est le cas lorsque l'un des conduits qui mènent la bile vers le foie et les intestins est obstrué par un ou des calculs biliaires. Certaines infections parasitaires peuvent aussi produire une diarrhée jaunâtre. Les selles pourraient également être plus jaunes, et parfois vertes, lors d'un épisode de diarrhée (indigestion, virus ou prise d'un laxatif) en raison de la rapidité du transit à travers l'intestin (la bile n'a pas le temps de passer du jaune au brun).

Même si, chez l'enfant qui est allaité, les selles vertes sont tout à fait normales (selon l'alimentation de la mère), chez l'adulte, elles peuvent dénoter une infection intestinale ou la maladie de Crohn. Elles peuvent aussi résulter d'une alimentation riche en légumes verts, de la prise de certains antibiotiques ou d'un supplément de fer.

La forme et la consistance

Tout le monde connaît la consistance et la forme d'une selle normale, et la plupart d'entre nous ont déjà vécu un épisode de diarrhée et de constipation. Cela dit, certains facteurs peuvent intervenir pour changer la forme de la selle, dont un apport en fibres insuffisant, la diverticulose, le fait de forcer de façon excessive pour déféquer et les spasmes intestinaux. Certaines maladies (endométriose, fibrome utérin, tumeur) causent des masses dans l'abdomen qui compriment le côlon et altèrent l'apparence des selles. Elles prendront une forme plus mince lors de leur transit dans ce milieu au diamètre réduit. Les maladies inflammatoires de l'intestin comme la maladie de Crohn peuvent causer une sténose intestinale, c'est-à-dire que le passage à l'intérieur de l'intestin rétrécit. Il en résulte des selles en forme de rubans. L'activité péristaltique des personnes atteintes du syndrome du côlon irritable est fortement perturbée ; elles souffrent soit de la diarrhée, soit de la constipation ou d'une alternance entre les deux. Leurs selles prennent parfois l'apparence de rubans ou encore, à l'autre bout du spectre, de crottes de lapin. La survenue de selles de la minceur d'un crayon peut indiquer la croissance d'une masse cancéreuse dans le côlon et requiert une consultation médicale dans les plus brefs délais.

La diarrhée est l'évacuation plus fréquente et plus molle ou liquide de selles (plus de trois par jour). Elle apparaît lorsque le contenu gastrique passe trop rapidement à travers les intestins laissant trop peu de temps pour que l'eau en soit retirée. La crise diarrhéique qui persiste augmente les risques de déshydratation (perte de liquide et d'électrolytes) ; celle-ci peut avoir une issue fatale, surtout chez les jeunes enfants et les personnes âgées. Les signes de déshydratation incluent la sécheresse de la bouche, des yeux et de la peau, la faiblesse, les crampes musculaires et les urines plus foncées et plus rares. Vous êtes déshydraté si la peau ne reprend pas sa forme rapidement lorsqu'elle est pincée entre les doigts, puis relâchée. Les principales causes de la diarrhée sont l'intoxication alimentaire, l'infection virale, bactérienne ou fongique, l'effet indésirable d'un médicament, l'allergie alimentaire, la déficience enzymatique (lactase pour le lait), le syndrome du côlon irritable, la maladie cœliaque, les maladies inflammatoires de l'intestin et l'abus de laxatifs. La cause de la diarrhée doit être diagnostiquée et traitée afin d'éviter les complications.

La définition du mot *constipation* continue à semer la controverse dans les milieux où on a l'audace d'en discuter. Alors que certains affirment qu'un corps en santé devrait évacuer trois selles par jour, d'autres suggèrent que trois fois par semaine seraient suffisantes, pour autant que le tout passe facilement quand le besoin s'en fait sentir. La constipation apparaît lorsque les résidus alimentaires séjournent trop longtemps dans le côlon. Quand le transit intestinal est au ralenti, le liquide contenu dans les déchets est récupéré ; plus il se prolonge, plus les matières fécales sont sèches et dures, ce qui rend la défécation plus difficile.

La plupart des gens connaîtront un épisode de constipation à un moment donné au cours de leur vie. Les causes les plus fréquentes à prendre en considération sont le régime alimentaire à faible teneur en fibres, l'apport liquidien insuffisant et l'habitude de négliger une envie de déféquer (se retenir). La constipation peut aussi être occasionnée par la grossesse (pression de l'utérus sur l'intestin), l'hypothyroïdie, le syndrome du côlon irritable, l'obstruction intestinale (cicatrice, inflammation, tumeur), la prise de certains médicaments et l'usage abusif de laxatifs. N'hésitez pas à consulter un médecin si vous remarquez un changement notable dans vos habitudes intestinales ou dans l'apparence de vos selles.

D'autres anomalies suspectes

La présence occasionnelle de particules d'aliments non digérés dans les selles n'est pas inquiétante. Certains aliments, comme le maïs, se retrouvent effectivement dans la cuvette. Par contre, si des morceaux d'aliments sont visibles à chacune des visites aux toilettes, un trouble de digestion ou d'assimilation pourrait être en cause. Cette problématique peut être associée à une mastication insuffisante, à des intolérances ou allergies alimentaires, à une « dysbiose » (déséquilibre de la flore intestinale), à la maladie cœliaque ou à une maladie inflammatoire de l'intestin.

L'odeur de vos selles peut dépendre de plusieurs facteurs, dont la régularité du transit intestinal, la diète, la prise de médicaments comme les antibiotiques, la présence d'infection ou d'une parasitose.

Les matières fécales qui séjournent très longtemps dans le gros intestin dégagent souvent une odeur fétide qui est causée par la fermentation bactérienne et la putréfaction prolongées des résidus alimentaires. Certains aliments comme les légumineuses, le chou et le navet influencent l'odeur des excrétions.

Si, en plus d'être malodorantes, vos selles ont un aspect graisseux, pâteux, qu'elles sont très abondantes et qu'elles collent à la paroi de la cuvette, il pourrait s'agir d'une stéatorrhée. Il est aussi possible que la selle flotte ou que des gouttelettes de gras soient visibles sur la surface de l'eau. La stéatorrhée consiste en une évacuation excessive de matières grasses ; elle se manifeste lorsque l'organisme a de la difficulté à absorber les lipides. C'est un symptôme de malabsorption que l'on retrouve chez les personnes atteintes d'une intolérance au gluten, d'une maladie inflammatoire de l'intestin, d'une obstruction d'un canal biliaire ou, bien que plus rarement, de pathologies telles que l'inflammation ou le cancer de la vésicule biliaire, du foie ou du pancréas. Une visite médicale s'impose, puisqu'une malabsorption lipidique persistante peut mener à une carence nutritionnelle importante.

Des selles recouvertes de mucus ou de glaire peuvent être liées à des allergies ou à des intolérances alimentaires. L'émission de pus dans ou autour de la selle signale la présence d'un trouble intestinal qui nécessite une investigation. L'écoulement purulent pourrait indiquer l'infection bactérienne, le syndrome du côlon irritable, la maladie de Crohn ou la colite ulcéreuse.

Prenez donc le temps d'examiner vos selles avant de tirer la chasse d'eau. Rapportez tout sujet d'inquiétude à un médecin sans tarder. Méfiez-vous d'un changement important dans vos habitudes intestinales, surtout s'il est accompagné d'une perte de poids inexpliquée, d'un saignement rectal ou d'une douleur abdominale.

Un intestin encrassé qui ne se vide pas efficacement peut causer de nombreux symptômes, car les toxines qui ne sont pas éliminées retournent à la circulation sanguine et sont véhiculées partout dans le corps. Ceux-ci incluent le ballonnement, la flatulence, la nausée, la constipation, les hémorroïdes et autres problèmes digestifs, la fatigue, la léthargie, le manque de concentration, l'irritabilité, la dépression, l'insomnie, les maux de tête, la mauvaise haleine, la langue chargée, l'hypercholestérolémie, les problèmes de sinus, les problèmes de peau (acné, eczéma), une résistance amoindrie au rhume et à la grippe, les allergies, etc.

Les besoins nutritionnels de l'intestin

L'apport en éléments nutritifs essentiels (vitamines, minéraux, lipides, protéines, glucides) au bon fonctionnement de toutes les cellules du corps est assuré par la transformation des aliments en nutriments au cours de la digestion. Une grande partie de ce travail s'effectue sur le plan de l'intestin grêle, puis se termine dans le côlon. Ainsi, tous les organes reçoivent le carburant dont ils ont besoin pour atteindre un rendement optimal. Malgré son dur labeur pour nous aider à jouir pleinement de la vie, peu de gens s'attardent aux besoins particuliers de l'intestin. De plus, le corps humain peut continuer à fonctionner un long moment avant que les symptômes carentiels apparaissent.

Pour la majorité des gens, le rôle de l'intestin consiste avant tout à débarrasser le corps des résidus alimentaires, et ce, jusqu'au jour où il tombe en panne. Si la diarrhée et la constipation sont des signes de détresse évidents, un désordre lié à la muqueuse de l'intestin est beaucoup plus insidieux et difficile à détecter. Nous savons tous que la vitamine C stimule le système immunitaire, que la vitamine D et le calcium nous protègent de l'ostéoporose et que la santé des yeux est améliorée par la lutéine, mais qu'en est-il de l'intestin ? De quoi cet organe a-t-il besoin ?

Afin de s'acquitter de ses multiples fonctions, la muqueuse intestinale, c'est-à-dire la paroi interne de l'intestin, nécessite elle aussi un apport constant de toute une gamme de nutriments. En fait, la santé de tout l'organisme dépend de la capacité de l'intestin à accomplir son travail. Il faut donc fournir aux muqueuses gastro-intestinales les éléments nécessaires à leur propre réparation cellulaire afin de les aider à assumer au mieux leurs rôles de pourvoyeur nutritionnel et de vidangeur.

Alors que certains des éléments nutritifs qui soutiennent le bon fonctionnement de l'intestin sont fabriqués par l'organisme, la plupart d'entre eux proviennent de l'alimentation. On peut aussi avoir recours aux suppléments alimentaires afin de parer à certaines déficiences nutritionnelles. Voici une liste tirée de mon livre *Tout sur la santé de l'intestin* citant quelques-uns des nutriments essentiels dont l'intestin a besoin afin d'assumer ses nombreuses fonctions :

- La vitamine A est essentielle à la régénération des cellules des muqueuses (membranes qui tapissent les cavités de l'organisme – bouche, nez, estomac) incluant celle du tractus intestinal. Lorsqu'il y a une carence en vitamine A, ces tissus spécialisés secrètent une scléroprotéine fibreuse appelée « kératine » au lieu du mucus nécessaire à la protection et à la lubrification. Bien qu'il soit normal de trouver la kératine dans les cheveux et les ongles, elle assèche et durcit les tissus épithéliaux, compromettant ou stoppant ainsi la bonne fonction des cellules, laissant la place à des tumeurs malignes. La vitamine A joue donc un rôle dans la prévention des maladies infectieuses et du cancer en protégeant les tissus épithéliaux de l'intestin ;

- La vitamine C contribue à l'entretien de la paroi intestinale ;

- La vitamine D régularise l'absorption de calcium et subséquemment du phosphore dans les cellules de la muqueuse intestinale (prévention de l'ostéoporose) ;

- La vitamine E est un antioxydant qui aide à stabiliser et à protéger les muqueuses de l'intestin contre le dommage des radicaux libres ;
- Le magnésium agit sur la transmission nerveuse sur le plan des muscles de l'intestin pour assurer sa motilité tout en favorisant et en régularisant les contractions intestinales ;
- L'acide aminé L-glutamine et le zinc contribuent à réparer les dommages intestinaux et à réduire la perméabilité intestinale. Une barrière intestinale perméable laisse passer des protéines intruses dans la circulation sanguine, ce qui cause des allergies et ouvre la porte à certaines autres maladies ;
- La lactoferrine est un facteur de croissance que l'on trouve dans le lait de vache (protéine de petit-lait) et le lait maternel (colostrum). Elle agit sur le plan de la muqueuse intestinale en renforçant les capacités de défense du système immunitaire. De plus, elle réduit l'inflammation entérique, participe au renouvellement de la paroi de l'intestin ainsi qu'au bon développement de la muqueuse de l'intestin grêle ;
- Plusieurs vitamines du groupe B concourent à maintenir l'intestin en santé, dont la thiamine, la riboflavine, la niacine et l'acide pantothénique.

D'autres facteurs très importants pour la santé de l'intestin incluent un régime riche en fibres, une bonne hydratation, un apport suffisant d'acides gras essentiels ainsi que le maintien de l'équilibre de la flore intestinale.

Le sucre est l'une des principales causes des nombreuses maladies chroniques qui affectent la société occidentale. Ces « maladies de civilisation » incluent l'obésité, le diabète, le cancer et les maladies cardiovasculaires. Plusieurs autres troubles sont engendrés par un excès de sucre dans l'alimentation, dont la fatigue chronique, l'affaiblissement des fonctions immunitaire et hormonale, la perturbation de la flore intestinale, diverses affections du côlon ainsi que la réduction des capacités d'apprentissage. Le potentiel addictif du sucre serait comparable à celui de la cocaïne; des études ont démontré que le sucre active la même zone du cerveau que la consommation de certaines drogues.

L'intestin : un organe émotif

Qui d'entre nous n'a pas déjà ressenti des papillons dans le ventre par rapport à une situation angoissante ou même excitante? D'ailleurs, c'est en évoquant les différentes parties de l'appareil digestif que l'on dit: « Ça me reste au travers de la gorge », « Ça me reste sur l'estomac », « Je me fais de la bile », « J'ai l'estomac noué », « Je ne digère tout simplement pas ce coup de cochon », « Ça me fait chier », « J'en ai plein le cul ! ». Fidèle à son poste, le corps s'applique à faire son travail malgré les émotions, les sentiments et les pensées qui l'habitent. Cependant, il serait faux de dire que le système digestif n'en tient pas compte. Comme son rôle est de digérer, de transformer, d'absorber les aliments et d'évacuer les déchets, il fait de même avec les expériences de la vie, c'est-à-dire qu'il assimile ce qu'il peut et rejette le reste. Par le fait même, toutes les émotions discordantes telles que la colère, le ressentiment, la tristesse, la honte, la jalousie et la peur peuvent interférer dans le processus digestif et causer des problèmes intestinaux.

Chez certaines personnes, l'intestin est particulièrement réceptif aux stimuli émotionnels et mentaux. Par exemple, plusieurs problèmes intestinaux apparaissent à la suite d'une séparation (conjoint, enfant, associé), situation qui n'a tout simplement pas été digérée. La façon dont la personne aura choisi d'assimiler sa rupture (choix très souvent inconscient) et, peut-être serait-il plus juste de dire, refusé d'intégrer celle-ci, se reflétera sur l'intestin. Ainsi, si la personne se ronge de culpabilité quant à l'état des choses, elle pourrait développer une maladie de Crohn ou encore un ulcère au duodénum. Si, par contre, elle refuse de lâcher prise et cherche à retenir l'autre ou s'accroche à des biens matériels, l'intestin pourrait lui aussi refuser de laisser aller, ce qui donnerait lieu à la constipation.

Sans aucun doute, les deux intestins sont des organes sensibles et émotifs qui réagissent aux hauts et aux bas que la vie amène. Les troubles intestinaux sont souvent liés aux peurs (de déplaire, d'être rejeté) ou à des croyances profondément ancrées (religieuses, familiales, etc.) contre lesquelles l'esprit et, par le fait même, le corps se rebellent. Ainsi, la constipation peut être causée par le refus de lâcher prise par rapport à de vieux schémas de pensées, alors que le rejet d'une situation peut être le facteur déclenchant d'une diarrhée ou de la maladie de Crohn.

Lorsque l'intestin grêle est en cause, la personne peut avoir tendance à juger sévèrement la situation. Elle aura une opinion ferme sur le sujet selon sa propre notion de ce qui est bien ou non, en négligeant parfois ses besoins profonds. Cette difficulté à reconnaître ses vrais besoins peut mener à un état d'insatisfaction, à l'impression de passer à côté de quelque chose d'important ou à un sentiment de privation. En résumé, les problèmes liés à l'intestin grêle reflètent souvent une fermeture d'esprit. Ils expriment une difficulté à assimiler les circonstances que nous vivons actuellement et un refus d'aller vers l'avant.

Pour sa part, le côlon est plus sensible à notre capacité de lâcher prise quant à ce qui ne nous est plus nécessaire. S'il désire rester fidèle à son rôle de vidangeur, le gros intestin doit laisser circuler les événements de la vie. Or, si une personne ressent le besoin de tout retenir ou de contrôler une situation, certains dérèglements liés à cet organe, tels que la constipation, pourraient se manifester. La culpabilité, le regret et l'incapacité de lâcher prise sont assurément des émotions ayant une grande influence sur le gros intestin de bien des gens.

L' expression *guerre intestine* semble bien décrire le rapport de force qui prend place en tout temps entre cet organe du corps physique et le psychisme. Voyons brièvement ce à quoi divers auteurs relient certains dysfonctionnements intestinaux :

La constipation serait liée à la peur de lâcher prise quant à nos principes, à nos valeurs, à nos possessions (quelqu'un ou quelque chose). La personne peut souffrir de jalousie et de possessivité tout en craignant le jugement d'autrui. Comme l'approbation des autres est très importante, le fait de contrôler son environnement lui donne une illusion de sécurité. Les enfants constipés ont souvent peur de déplaire à leurs parents ou à un professeur ; la peur sous-jacente est en fait celle de ne pas être aimés ou même d'être abandonnés.

La diarrhée est liée à une difficulté à assimiler une situation. Elle peut être provoquée par la peur d'aller de l'avant (la nervosité avant un spectacle) ou le désir de fuir une situation désagréable (l'emprise d'un conjoint, des parents). La personne peut se sentir prise au piège, désespérée, vivant quelque chose qui ne lui convient plus. Elle désire se libérer et rejette la situation au complet le plus rapidement possible en tirant la chasse d'eau.

La maladie de Crohn peut être la conséquence d'un manque d'estime de soi. La personne ne se sent pas « à la hauteur », elle se déprécie et brasse des idées noires. Elle doute de sa capacité à répondre aux attentes des autres, particulièrement de ceux qu'elle aime, mais elle se sent obligée d'essayer. Par ce fait, elle oscille entre la colère, le désespoir, la révolte et la culpabilité. Une carence affective ou matérielle ainsi que la peur du rejet et la peur de mourir peuvent venir assombrir le portrait. Elle se sent rejetée et rejette tout à son tour.

La colite ulcéreuse implique souvent l'incapacité de la personne à se choisir. Elle a de la difficulté à être elle-même avec les autres ; elle hésite entre ce qu'elle désire réellement et ce que les personnes de son entourage attendent d'elle. Leur approbation est très importante, car elle équivaut à l'amour ; elle ira jusqu'à contrôler ses gestes et ses actions dans le but de plaire. Elle peut se montrer très exigeante par rapport à elle-même. Elle réprime ses émotions et se soumet aux besoins d'autrui. Ses plus grandes peurs sont de déplaire et de perdre l'amour des autres, mais cette dépendance affective lui occasionne des sentiments d'impuissance, de frustration et de colère.

La diverticulite est l'inflammation des petites cavités (diverticules) de la muqueuse du gros intestin. Comme pour plusieurs des maladies se terminant en « ite », la diverticulite a un lien avec la colère. La personne se sent prisonnière d'une situation (conjoint, parents) dont elle voudrait s'échapper, mais soit elle n'ose pas le faire (de peur de leur faire de la peine), soit elle ne voit pas comment y arriver. Prise au piège, elle est tendue, peinée, méfiante et en colère.

Les hémorroïdes apparaissent dans la région du rectum et de l'anus, soit à la fin de l'appareil digestif. Elles peuvent refléter un sentiment d'obligation où nous nous forçons à demeurer dans une situation qui nous déplaît. La personne affligée n'arrive pas à évacuer une tension ou une colère souvent en lien avec des contraintes ou des responsabilités dont elle aimerait se libérer. Il s'agit parfois d'un sentiment de culpabilité non exprimée. La présence de saignement peut signaler une perte de joie.

Questions et réponses

Je souffre souvent de constipation, mais j'ai entendu dire qu'il n'est pas recommandé de prendre des laxatifs de façon régulière. Pourquoi?

L'usage occasionnel d'un laxatif doux ne cause pas de problème. Par contre, certains laxatifs purgatifs plus violents utilisés pour contrer la constipation chronique peuvent interférer avec le réflexe normal de défécation. Le muscle intestinal peut alors devenir plus paresseux et dépendre de cette accélération péristaltique artificielle pour se vider.

En plus d'être irritant pour la paroi intestinale, jusqu'à parfois causer la diarrhée, l'abus de laxatifs est lié à d'autres effets indésirables tels que la douleur abdominale, le ballonnement, la flatulence, la nausée, le vomissement, la fatigue et la déshydratation. Si la diarrhée persiste, elle peut entraîner des carences en vitamines par malabsorption, une diminution de la concentration plasmatique de potassium, de calcium et de sodium (conséquence à prendre très au sérieux) ainsi qu'un affaiblissement et un ramollissement des os. Les laxatifs ne doivent en aucun cas être utilisés dans le but de maigrir.

Il est donc préférable de prévenir la constipation en modifiant certaines habitudes de vie: un régime à haute teneur en fibres, une bonne hydratation, un programme d'exercice régulier (marche quotidienne) et une bonne gestion du stress. Un supplément de fibres comme le psyllium peut aussi aider à régulariser la fonction intestinale. Il est important de respecter son corps et d'aller à la selle quand l'envie se présente.

Est-ce vrai qu'un pet peut prendre en feu?

La réponse est oui! Les gaz intestinaux renferment du méthane et de l'hydrogène qui sont tous deux des gaz inflammables et explosifs.

Par contre, l'expérience n'est pas recommandée, car la jolie flamme bleue ainsi produite risque fort de vous causer une brûlure aux fesses.

Quelle est la cause des hémorroïdes ?

Les hémorroïdes sont de petites veines gorgées de sang situées à l'intérieur ou à l'extérieur du rectum. Près de la moitié des adultes de plus de cinquante ans ont des hémorroïdes. Elles sont provoquées par la compression constante ou répétée des veines rectales ou anales. La constipation est une grande cause d'hémorroïdes parce qu'elle oblige la personne à forcer pour expulser des selles dures qui compriment les veines. D'autres facteurs incluent la diarrhée, l'obésité, la grossesse, l'alimentation à faible teneur en fibres, les allergies ou intolérances alimentaires, la levée de poids lourds, les longues périodes en position assise, les relations sexuelles anales et la sédentarité.

Comment puis-je savoir si je souffre d'une intolérance au lactose ?

Le fait est que près de 75 % de la population souffre d'une intolérance au lactose à un degré ou à un autre. Il s'agit de l'absence ou d'une déficience en lactase, l'enzyme désignée pour digérer le sucre du lait. Les malaises ressentis sont plus ou moins sévères selon le seuil individuel de tolérance au lactose. Les symptômes incluent les crampes abdominales, le ballonnement, la diarrhée, la nausée, la flatulence, le mal de tête et l'acné.

Si vous pensez avoir de la difficulté à digérer le lactose, éliminez tous les produits laitiers et les aliments qui en contiennent pendant au moins dix jours. Tous les symptômes désagréables qui sont associés à l'intolérance au lactose devraient disparaître, sinon le problème est ailleurs. Si les symptômes disparaissent, il restera à découvrir si vous souffrez d'une intolérance au lactose ou d'une allergie au lait, car il ne faut pas confondre les deux. Si vous pouvez tolérer les produits laitiers identifiés sans lactose ou êtes capable de boire du lait en prenant un supplément de lactase en capsule ou en gouttes, le problème est résolu ; vous souffrez d'une intolérance au lactose. S'il s'agit d'une allergie au lait qui implique une réaction immunitaire aux protéines du lait, les symptômes persisteront.

Que sont les polypes et que puis-je faire pour les prévenir ?

Les polypes sont des excroissances bénignes qui se forment dans le côlon et le rectum. Il peut y avoir un ou quelques polypes à la fois, mais il arrive aussi qu'on en trouve des centaines. Leur taille peut varier de quelques millimètres à plusieurs centimètres. Comme certains polypes intestinaux peuvent se cancériser avec le temps, le dépistage par coloscopie est recommandé chez les personnes de plus de cinquante ans, surtout s'il existe des antécédents familiaux de cancer du côlon. Par mesure de prévention, on procède à l'ablation de tous les polypes durant la coloscopie. Puisque la santé du côlon dépend surtout de l'alimentation et de la régularité du transit intestinal, on optera pour une diète riche en fibres (légumes, fruits, céréales complètes) tout en limitant la consommation de gras saturés, de sucre et d'alcool.

Depuis quelques mois, lorsque je passe des gaz intestinaux, j'ai un petit écoulement humide de l'anus dont l'odeur est gênante. Quelle en est la cause ?

Les gaz intestinaux laissent parfois passer un petit écoulement de selles molles ou graisseuses ou encore un peu de mucus près de l'anus. Ces « pets humides » peuvent être causés par une intolérance alimentaire, une infestation parasitaire (vers intestinaux), une infection fongique ou un manque d'enzymes digestives. Un professionnel de la santé pourra vous aider à déterminer la cause de votre désagrément et à établir le traitement adéquat.

Je souffre du syndrome du côlon irritable. Dois-je changer mon alimentation ?

Le syndrome du côlon irritable est un trouble fonctionnel de l'intestin lié à une hypersensibilité de ses contractions. L'intestin réagit comme si l'on avait détraqué le rythme normal de ses contractions péristaltiques. Chez certaines personnes, des contractions plus longues et plus fortes augmentent la vitesse de transit des aliments à travers l'intestin causant la diarrhée, alors que d'autres ont un rythme digestif ralenti et souffrent de constipation.

Le système digestif des personnes atteintes est particulièrement sensible à certains aliments, mais le stress, le tabagisme et la fluctuation hormonale semblent aussi être des facteurs aggravants importants. De ce fait, un grand nombre de femmes affirment souffrir des symptômes du côlon irritable une semaine avant le début de leurs règles.

Du côté de l'alimentation, il est préférable d'adopter un régime faible en matières grasses, mais riche en céréales à grains entiers comme le riz brun, le quinoa et le sarrasin. Il faut s'assurer de boire suffisamment d'eau. De plus, il est important d'identifier les aliments qui irritent l'intestin et déclenchent les symptômes ; ceux-ci s'avèrent souvent différents d'une personne à l'autre. Les aliments suspects pourraient inclure les produits laitiers, la caféine, les boissons gazeuses, les aliments gazogènes (légumineuses, oignon, ail, chou, brocoli, pruneau), le blé (gluten), le maïs, le sucre, le sorbitol, le xylitol, l'alcool ainsi que tout aliment auquel vous êtes intolérant ou allergique. Contrairement aux maladies inflammatoires intestinales, cette pathologie n'endommage pas la paroi de l'intestin et n'augmente pas les risques de cancer du côlon.

La forme de mes selles a changé ; elles sont aplaties comme un ruban. Est-ce que je dois m'en inquiéter ?

Les selles peuvent prendre la forme de rubans si la durée du transit intestinal a été accélérée comme c'est parfois le cas quand on souffre du syndrome du côlon irritable ou de la maladie de Crohn. Elle pourrait aussi indiquer une sténose intestinale où le passage à l'intérieur de l'intestin rétrécit progressivement. Il faut voir votre médecin aussitôt que possible afin d'évaluer l'état de santé de vos intestins.

Est-ce que la colite ulcéreuse augmente mes risques d'avoir un cancer du côlon ?

Les maladies inflammatoires de l'intestin dont fait partie la colite ulcéreuse peuvent effectivement accroître le risque de cancer du côlon. Par contre, d'autres facteurs sur lesquels vous avez le contrôle entrent aussi en ligne de compte. Une alimentation saine et équilibrée met toutes les chances de votre côté, alors que la consommation excessive de viandes, de charcuteries, de fritures, de sucre ainsi que le tabagisme et la consommation de boissons alcoolisées sont néfastes à la santé de votre intestin. Si vous avez plus de cinquante ans ou que votre médecin considère que vous êtes une personne à risque élevé, il pourrait vous recommander d'effectuer une coloscopie tous les deux ou trois ans ; celle-ci permet le dépistage précoce du cancer du côlon.

Comment savoir si mon enfant a des parasites ?

Presque tous les enfants auront des parasites intestinaux un jour ou l'autre. Les oxyures, petits vers blancs de 5 mm à 1 cm de long, se propagent facilement par l'intermédiaire du toucher. Le symptôme le plus remarquable est le prurit anal (démangeaison) qui dérange l'enfant surtout à l'heure du coucher, car les parasites s'activent en fin de journée. L'anus est souvent rouge et irrité. Si votre enfant est infecté, il pourrait avoir:

- Des fringales, souvent sucrées, mais refuser de s'alimenter convenablement au repas;
- Un comportement irritable inhabituel;
- De la difficulté à s'endormir, un sommeil agité ou accompagné de cauchemars;
- Une toux sèche la nuit sans présence de rhume (souvent confondue avec des allergies);
- De la douleur abdominale et de la diarrhée.

On peut observer ces petits vers en ouvrant doucement les rebords de l'anus de l'enfant, tout en éclairant la région avec une lampe de poche. Les oxyures ressemblent à de petits morceaux de fil blanc. D'ailleurs, si vous placez du ruban gommé sur l'anus de votre enfant au coucher, les vers y resteront collés.

D'autres symptômes liés à l'infestation parasitaire tant chez l'enfant que chez l'adulte sont la constipation, la flatulence, les selles nauséabondes, le ballonnement, certaines affections cutanées, la douleur musculaire et articulaire, les allergies, la nervosité, l'irritabilité, le grincement de dents et la fatigue. Il existe différentes sortes de parasites; certains peuvent entraîner de sérieux problèmes de santé. Il faut être particulièrement vigilant si vous avez des symptômes après avoir voyagé dans un autre pays. Il est important de reconnaître le problème et de l'enrayer rapidement.

Après avoir subi des examens pour des maux de ventre et des diarrhées, j'ai appris que je souffrais d'intolérance au gluten. Je suis le régime sans gluten depuis dix-huit mois, mais comment savoir si mon intestin est guéri ?

Le gluten endommage la paroi de l'intestin grêle en détruisant les villosités intestinales qui permettent l'absorption des nutriments. Dès l'exclusion du gluten de l'alimentation, la muqueuse du petit intestin commence à guérir, et les villosités, à repousser. La seule manière de savoir de façon certaine ce qui se passe à l'intérieur de l'intestin est de subir une biopsie, une intervention à ne pas prendre à la légère, car elle comporte certains risques. En fait, si les symptômes disparaissent et que vous vous sentez de mieux en mieux, c'est un indice fiable que la guérison progresse. Certains malaises peuvent perdurer un certain temps ; il faut compter plusieurs mois et parfois même quelques années avant que tout entre dans l'ordre. Le temps nécessaire à la guérison de la paroi intestinale dépend de l'étendue du dommage, de la durée active de la maladie et du respect de la diète sans gluten.

J'ai dû prendre des antibiotiques pendant un mois et le médecin m'a ensuite recommandé de prendre des probiotiques ? De quoi s'agit-il au juste ?

Des milliards de bactéries d'espèces différentes vivent en symbiose dans l'intestin et constituent la flore intestinale. Celle-ci joue un rôle important dans le maintien de la santé en limitant la prolifération des espèces pathogènes. Malheureusement, les bactéries non pathogènes (souvent appelées les « bactéries amies ») peuvent être inhibées par plusieurs facteurs tels que le sucre, la caféine, les aliments raffinés, les boissons alcoolisées, les antibiotiques, les stéroïdes et la pilule contraceptive.

Le problème avec l'antibiothérapie est qu'elle détruit une partie de la flore intestinale, supprimant tant les bonnes bactéries que les espèces pathogènes. Une perturbation de ce fragile équilibre peut se manifester par des symptômes désagréables tels que le ballonnement, les brûlures d'estomac, la flatulence, la diarrhée, la constipation, la difficulté à digérer et la mycose (comme l'infection vaginale). Il est donc recommandé de prendre des probiotiques (bactéries amies) durant ou suivant la prise des antibiotiques afin de restaurer la flore intestinale et renforcer le système immunitaire.

J'ai souvent des selles molles qui se défont quand je tire la chasse d'eau. Dois-je m'en inquiéter ?

L'étron devrait normalement avoir une forme de banane et être de consistance solide, mais sans être dure. Il peut y avoir plusieurs causes à une selle molle qui se défait au contact de l'eau : un trouble d'absorption souvent causé par une allergie ou une intolérance alimentaire (produits laitiers, gluten, etc.), le syndrome du côlon irritable, une carence en fibres alimentaires ou la prise de certains médicaments. Si, en plus, les flatulences et les ballonnements sont présents et persistants, les symptômes peuvent suggérer une infection parasitaire ou fongique comme la candidose (*Candida albicans*).

Chapitre 4

L'urine démystifiée

L'urine constitue un autre sujet délicat que l'on évite d'aborder en public. Dans certains milieux, le seul fait de la mentionner est considéré comme déplacé, voire vulgaire. Même si chacun de nous sait très bien de quoi il s'agit, l'utilisation qui en a été faite depuis des temps immémoriaux nous est moins connue.

Dans l'Antiquité, de nombreux peuples, dont les Aztèques, utilisaient l'urine comme désinfectant pour nettoyer les plaies. Les Romains s'en servaient pour dégraisser la laine et traiter le cuir. Elle leur était aussi utile quand venait le temps de la lessive, probablement en raison de sa forte teneur en ammoniac. Plus récemment, en 1994, lors d'une entrevue à l'émission *Late Show* de David Letterman, la chanteuse Madonna aurait déclaré qu'elle urinait sur ses propres pieds pour aider à guérir un problème de pied d'athlète.

Une autre pratique remontant à l'Antiquité, mais encore bien présente de nos jours, est celle qui consiste à boire une partie de son urine. L'urinothérapie est une tradition originaire de l'Inde, où elle porte le nom d'*amaroli*. Ce mot provient du sanskrit, la langue sacrée et littéraire de l'Inde ancienne, et pourrait être traduit de façon approximative par « le nectar de l'immortalité[5] ». Cette médecine ancestrale compte toujours un grand nombre d'adeptes, et ce, dans plusieurs pays du monde. L'urinothérapie est vénérée par ses partisans pour ses vertus préventive, curative et cosmétique ; certains la décrivent comme un élixir de jouvence et de bien-être. L'urine fraîchement cueillie peut être utilisée de différentes manières, notamment sous forme de boisson, d'application sur la peau (massage, douche), de gouttes pour les yeux ou les oreilles, de douche vaginale, de gargarisme, de compresses humides ou de lavement intestinal[6].

Il faut bien admettre que même si le mot *urine* n'est prononcé qu'avec la plus grande discrétion, tout le monde est concerné. N'est-ce pas là notre première préoccupation au lever et la dernière avant de nous coucher le soir ? Tous les parents se souviendront de l'entraînement à la propreté de leur enfant, surtout si le grand moment s'est fait attendre, semant l'émoi au sein de la famille. Le sujet est certainement très présent aussi dans les pensées des parents dont les enfants souffrent d'énurésie (pipi au lit), situation qui perdure parfois plusieurs mois et même des années après avoir maîtrisé la propreté de jour. De même, les personnes aux prises avec de petites fuites urinaires intempestives occasionnées par une toux, un éternuement, un éclat de rire ou un effort vivent souvent dans la crainte que son odeur particulière puisse les trahir. Et que se passe-t-il si on arrête d'uriner ? Rien de bon, soyez-en assuré ! Et voilà, la preuve en est faite ; même s'il peut paraître malséant de discuter de son urine, il n'en reste pas moins que c'est un sujet qui mérite notre attention.

Qu'est-ce que l'urine ?

L'urine est un liquide organique jaune pâle, limpide et odorant qui est sécrété par les reins, puis évacué hors du corps en passant par l'uretère et la vessie. Elle est composée d'environ 95 % d'eau, mais elle contient aussi des déchets comme l'urée (environ 2 %), dérivée de la dégradation des protéines. On y retrouve également de la créatinine, de l'acide urique, des ions minéraux, dont du potassium, du sodium, du calcium, du magnésium, des phosphates et des bicarbonates. La présence de certaines substances dans l'urine peut signaler une maladie. Ainsi, le médecin sera alerté par des composantes anormales, notamment le glucose, le sang, les protéines, l'albumine, l'hémoglobine, les leucocytes (globules blancs) ou les pigments biliaires comme la bilirubine.

Les reins jouent, dans l'organisme, un rôle vital comparable à celui d'une usine d'épuration d'une ville ; ils filtrent et purifient les liquides en circulation (le sang) et éliminent les « eaux usées » (toxines). De plus, ils assurent la sécrétion de la rénine, une enzyme servant à réguler la pression artérielle et celle de l'érythropoïétine qui permet la production des globules rouges dans la moelle osseuse. Les reins participent à la transformation de la vitamine D en sa forme active. Ils maintiennent également l'équilibre hydroélectrolytique et acidobasique du corps.

Le système urinaire est formé de deux reins, chacun étant lié à la vessie par un uretère. L'urine passe du rein à la vessie, puis coule par l'urètre vers le méat urinaire pour être excrétée lors de la miction. Les reins traitent quotidiennement environ 180 l de liquide dérivé du sang. De cette quantité, approximativement 1 % est évacué sous forme d'urine, soit environ 1,5 litre par jour. Bien que la majorité des gens aient deux reins, on peut très bien vivre avec un seul comme le font d'ailleurs 5 % de la population.

La vessie est un sac musculaire très extensible qui sert de réservoir à l'urine. Lorsqu'elle est vide, elle mesure approximativement 10 cm de long, bien que la vessie de l'homme soit plus grande que celle de la femme. Chez l'homme, elle se situe devant le rectum, alors que chez la femme, elle est localisée devant le vagin et l'utérus.

La vessie a la capacité d'accueillir 500 ml d'urine, mais elle peut en contenir presque le double si elle est distendue. Une distension vésicale exagérée n'est pas confortable, ni recommandée d'ailleurs, car elle peut causer une rupture de la vessie. En temps normal, on ressent le besoin d'uriner quand 200 à 300 ml de liquide se sont accumulés. Lorsque la quantité d'urine augmente dans la vessie, sa paroi musculaire s'étire jusqu'à ce que ses mécanorécepteurs informent le cerveau qu'il est temps de la vider. C'est alors que l'envie d'uriner se faire ressentir.

Une personne urine en moyenne de 4 à 6 fois par jour, mais cela varie en fonction de la quantité des liquides ingérés. D'autres facteurs peuvent influencer la fréquence des mictions, dont l'âge du sujet, la transpiration (plus on transpire, moins on urine), le vomissement, la diarrhée, l'hémorragie, certaines maladies comme le diabète, les effets secondaires de certains médicaments ou la consommation de certains aliments (effet diurétique). Sur 24 heures, le volume d'urine excrétée peut fluctuer de 0,5 à 2 l. Un volume d'urine inférieur à 0,5 l par jour pourrait signaler une rétention urinaire ou même une insuffisance rénale, et nécessite un suivi médical immédiat afin d'éviter un dommage permanent aux reins. De son côté, un débit urinaire supérieur à 3 l par jour, bien qu'il puisse être la conséquence d'un apport hydrique excessif, pourrait aussi s'avérer être un signe précurseur du diabète.

Avec l'âge, les reins s'atrophient et leur capacité de filtration diminue. De même, la vessie d'une personne âgée rétrécit et perd de son tonus musculaire. Sa rétention d'urine peut diminuer de moitié, ce qui nécessite des mictions plus fréquentes. Près des deux tiers des personnes âgées ressentent le besoin de se lever la nuit pour uriner.

Dis-moi la couleur de ton pipi…

La couleur de l'urine fraîchement émise varie d'un jaune pâle à un jaune foncé. La première miction du matin produit habituellement une urine plus concentrée. Sa coloration jaune est causée par la présence d'urobiline ; il s'agit d'un pigment produit par la dégradation de la bilirubine. Sa couleur peut varier en fonction de plusieurs facteurs et, la majorité du temps, il n'y a pas lieu de s'en inquiéter. La quantité de liquide ingéré, le choix des aliments, la prise de médicaments ou de suppléments vitaminiques peuvent altérer sa teinte. Une modification passagère de la couleur de l'urine peut ainsi avoir une raison bénigne et ne requiert aucune attention particulière.

D'autre part, une coloration inhabituelle persistante pourrait dénoter un trouble urinaire ou un problème lié à un autre organe interne tel que le diabète, l'insuffisance hépatique ou l'anémie hémolytique. Comme la miction est une action répétée plusieurs fois par jour, il est relativement facile de noter tout changement, mais il faut quand même éviter d'en faire une obsession. Envisagez une consultation médicale pour tout changement de coloration qui perdure plus d'un jour ou deux, surtout s'il est associé à d'autres symptômes anormaux. Voyons brièvement la provenance possible des différentes couleurs de l'urine et ce qu'elles pourraient révéler sur votre état de santé.

L'urine rosée ou rouge n'est pas nécessairement causée par la présence de sang. Certains aliments riches en pigments rouges comme la betterave et les mûres ainsi que certains colorants alimentaires peuvent donner une teinte rouge à l'urine. La consommation de betteraves peut rendre l'urine sombre, pratiquement rouge, assez pour inquiéter une personne non avisée ; la couleur s'estompe après 3 ou 4 mictions. L'élimination urinaire d'un supplément de vitamine B_{12} peut également provoquer une coloration rouge de l'urine. Les personnes qui souffrent d'une intoxication au plomb ou au mercure ont tendance à produire de l'urine rouge ou orange.

La rhubarbe et le séné (laxatif), qui renferment naturellement de l'anthraquinone, et certains médicaments qui en contiennent peuvent colorer les urines en rose. Cela dit, il arrive que la teinte rosée ou rouge de l'urine soit effectivement causée par la présence de sang (hématurie). Elle indique le plus souvent une infection urinaire, mais elle peut aussi faire suite à un traumatisme d'un organe de l'appareil urinaire ayant causé une lésion. L'hématurie peut également signaler une maladie plus grave touchant la vessie, les reins, le foie ou la prostate.

L'urine jaune foncé ou orange peut indiquer la déshydratation, surtout si elle dégage une très forte odeur et si le débit urinaire a diminué. Une personne qui consomme une grande quantité d'aliments ou de suppléments contenant des vitamines B, du bêta-carotène (carotte, courge) ou un excès de vitamine C a souvent des urines d'un jaune sombre orangé. Ce phénomène se remarque aussi avec la prise de certains médicaments, dont certains laxatifs, la rifampicine (antibiotique contre la tuberculose), la warfarine (anticoagulant) et la phénazopyridine (analgésique des voies urinaires).

L'urine foncée, couleur thé ou brune, peut découler de la consommation d'une grande quantité de gourganes, de rhubarbe ou d'aloès. De même, certaines composantes médicamenteuses peuvent altérer la coloration de l'urine, dont la quinine (paludisme), le métronidazole (antibiotique) et le méthocarbamol (relaxant musculaire). L'urine d'une couleur thé peut être liée à une complication sérieuse du diabète. Certaines affections du foie, du pancréas et des reins peuvent également foncer la couleur de l'urine jusqu'à paraître brun-noir.

L'urine vert pomme est associée à la consommation d'asperges ; dans ce cas, elle dégage souvent une odeur particulière. De même, certains suppléments vitaminiques et médicaments peuvent être en cause. Les personnes souffrant d'une infection urinaire causée par la bactérie Pseudomonas peuvent sécréter une urine à l'apparence verdâtre.

L'urine bleue résulte le plus souvent de l'utilisation de colorants (bleu de méthylène) lors d'un examen pour la vessie et les reins ou de l'ingestion de colorants artificiels présents dans les aliments. Certains médicaments peuvent aussi être à l'origine d'un tel changement de couleur. L'hypercalcémie familiale est un trouble héréditaire rare que l'on nomme parfois le « syndrome de la couche bleue » parce que l'urine des nourrissons qui en sont atteints est bleue.

L'urine pourpre caractérise la porphyrie ; il s'agit d'une affection héréditaire rare. Un dérèglement du métabolisme cause une accumulation des porphyrines dans l'organisme, ce qui donne une urine pourpre. Cette coloration est accentuée lorsque l'urine est exposée à la lumière du soleil (rayons ultraviolets).

Il est à noter qu'un trouble urinaire peut être présent même si la couleur de l'urine est tout ce qu'il y a de plus normal. On peut suspecter une infection si l'urine dégage une odeur forte et nauséabonde. Par ailleurs, l'odeur des urines est un symptôme qu'il ne faut jamais négliger, car elle peut révéler d'autres problèmes de santé. Les sujets diabétiques sont conscients que l'odeur sucrée ou fruitée de leur urine peut indiquer une complication sérieuse (acidocétose) qui doit être prise en charge immédiatement. La déshydratation occasionne une sécrétion urinaire concentrée à forte odeur d'ammoniac. Il existe aussi un trouble métabolique appelé la « triméthylaminurie » où l'haleine, la transpiration et l'urine de la personne concernée sentent le poisson. Cela dit, l'odeur de l'urine n'est pas toujours révélatrice de troubles graves ; elle peut varier selon la consommation de certains aliments (épinard, chou, ail), la prise de certaines vitamines ou de certains médicaments.

Comment prévenir l'infection urinaire

L'infection urinaire est associée le plus souvent à la vessie, mais elle peut aussi toucher aux reins, aux uretères et à l'urètre. La cystite, quant à elle, est une inflammation de la vessie qui se déclare soudainement sans préavis ; elle provoque le plus souvent une miction douloureuse. Dans la plupart des cas, l'infection est d'origine bactérienne, bien qu'elle puisse aussi être causée par certains médicaments (chimiothérapie, radiothérapie).

Les causes

La femme est plus susceptible à l'infection urinaire à cause de son anatomie qui situe le méat urinaire très près de l'anus. Les bactéries (E. coli) peuvent se propager à l'urètre lors des relations sexuelles ou par contamination en s'essuyant de l'arrière à l'avant. De plus, la vessie est facilement accessible, car l'urètre féminin mesure moins de 4 cm comparativement à celui de l'homme qui peut atteindre les 20 cm. Les fluctuations hormonales de l'ovulation, de la grossesse et de la ménopause prédisposent certaines femmes à souffrir d'infection urinaire. L'utilisation du diaphragme, de spermicide ou du condom constitue également des éléments de risque. Chez l'homme de plus de cinquante ans, l'hypertrophie bénigne de la prostate (aussi appelée « hyperplasie bénigne ») ou l'infection de la prostate peuvent être en cause. Les allergies alimentaires, la candidose systémique, une déficience en vitamines A et C, une alimentation riche en sucre et en gras ainsi qu'une consommation excessive de boissons alcoolisées sont des facteurs qui favorisent le développement de bactéries pathogènes dans la vessie.

Les symptômes

Bien qu'on puisse souffrir d'une infection urinaire sans le savoir, la cystite se manifeste habituellement de façon assez marquée, par un ou plusieurs des symptômes suivants :

- Une sensation de brûlure lors de la miction ou après celle-ci ;
- Une augmentation de la fréquence de miction, mais en plus faible quantité ;
- L'émission ardue de l'urine, parfois seulement quelques gouttes à la fois ;
- La sensation d'un besoin pressant d'uriner, et ce, même s'il n'y a pas d'urine ;
- Une douleur au bas du dos ou dans le bas du ventre ;
- Une urine d'apparence brouillée (présence de sang ou de pus), à l'odeur forte et nauséabonde.

Il est important de consulter un médecin dès l'apparition de ces symptômes, car une infection urinaire non traitée peut se propager aux reins (pyélonéphrite) et entraîner d'importantes complications.

Les mesures de prévention

On estime que près de 50 % des femmes auront au moins une infection urinaire au cours de leur vie, alors que 2 à 3 % de la population féminine souffrira d'une cystite chaque année. Les hommes de plus de cinquante ans ainsi que les personnes aux prises avec des troubles de santé particuliers sont plus à risque, notamment celles qui souffrent de diabète, de malformations des voies urinaires ou qui ont subi une transplantation rénale, de même que celles qui retiennent leur urine ou ne boivent pas suffisamment.

Quelques précautions toutes simples peuvent réduire les risques de récidive :

- S'assurer de boire suffisamment d'eau, soit au moins 1,5 à 2 l par jour ;
- Ne pas réprimer l'envie d'uriner ;
- Éviter les aliments irritants, épicés ou acides ainsi que les boissons alcoolisées qui favorisent le terrain infectieux ;
- Détecter les allergies et les intolérances alimentaires et éviter ces aliments ;
- Réduire sa consommation de sucre sous toutes ses formes, excepté les fruits frais (surtout si vous souffrez de candidose) ;
- Maintenir une bonne hygiène, mais sans exagération. Éviter les douches vaginales. Lors des règles, s'assurer de changer les tampons et les protections externes régulièrement ;
- La femme doit s'essuyer de l'avant vers l'arrière et jamais dans le sens inverse afin d'éviter de propager les matières fécales vers le méat urinaire et le vagin ;
- Prendre le temps d'uriner à la suite d'un rapport sexuel ; le passage de l'urine chasse les bactéries qui pourraient être présentes dans l'urètre ;

- Il est préférable de choisir des sous-vêtements en coton au lieu d'un tissu synthétique. Vous éviterez ainsi la transpiration qui favorise la prolifération des bactéries ;

- Consommer des suppléments de vitamines antioxydantes dont les vitamines A et C ;

- Boire tous les jours une à deux tasses de jus de canneberge sans sucre.

La grossesse contribue à l'augmentation du pH urinaire, c'est-à-dire que l'urine devient plus alcaline, rendant l'environnement propice à la prolifération de certaines bactéries. En 2007, les résultats d'une étude ayant pour but d'évaluer le rôle de la vitamine C sur le risque d'infection urinaire chez la femme enceinte furent publiés. Les participantes avaient été divisées en deux groupes ; les femmes du premier groupe avaient consommé 100 mg d'acide ascorbique chaque jour, alors que celles du deuxième groupe n'en avaient pas reçu. Après 3 mois, seulement 12,7 % des femmes du premier groupe avaient souffert d'une infection urinaire comparativement à 29,1 % des participantes du second groupe. On en conclut que la vitamine C peut diminuer l'incidence d'infection urinaire chez les femmes enceintes[7].

On connaît depuis longtemps les nombreuses vertus médicinales de la canneberge ; on lui confère des propriétés antioxydantes, antimicrobiennes, anticancéreuses et antiâge. Des composés présents dans la canneberge empêchent l'adhésion de certaines bactéries, comme l'E. coli, à la paroi des voies urinaires (urètre, vessie). De nombreux essais cliniques ont démontré son efficacité à réduire la fréquence et l'intensité des cystites récidivantes. Il est préférable de choisir un jus de canneberge sans sucre ajouté. On peut aussi choisir de l'ingérer sous forme de capsules d'extraits secs.

L'approche phytothérapeutique offre plusieurs plantes pouvant contribuer à prévenir et à lutter contre les infections urinaires récurrentes, dont la busserole, la barbe de maïs, l'échinacée, l'ortie, la bruyère, la prêle des champs et la verge d'or. Le pouvoir antibactérien de l'argent colloïdal est également utile dans le traitement de la cystite.

L'énurésie nocturne (pipi au lit) chez l'enfant peut découler d'une intolérance alimentaire. Bien qu'on ait longtemps pensé que l'intolérance à un aliment se manifestait surtout par des symptômes gastro-intestinaux, on sait maintenant qu'elle peut provoquer des syndromes ailleurs dans le corps (arthrite, syndrome de déficit d'attention, anémie, etc.). Cas clinique : une petite fille de huit ans qui présente une énurésie nocturne au moins cinq fois par semaine. Son bilan de santé est bon et le médecin suggère d'être patient. En demandant à la mère si l'enfant avait un aliment favori qu'elle réclamait souvent, celle-ci répondit sans hésitation que sa fille mangeait presque tous les jours des tomates ou un aliment qui en contenait. Elle allait même jusqu'à manger des cuillérées de ketchup aux tomates. En retirant les tomates de son alimentation, l'énurésie disparut en quelques jours ; le pipi au lit réapparaissait au moindre écart.

Un système sensible

La plupart d'entre nous ont déjà fait l'expérience du « pipi nerveux », soit juste avant une présentation devant un groupe ou en attente d'une consultation avec un médecin. Il s'agit des envies fréquentes et parfois pressantes d'uriner qui se présentent en situation de stress. Dans son excellent livre, *La maladie cherche à me guérir*, Philippe Dransart compare la vessie à « une poche qui retient sous tension notre urine, l'eau de nos tensions émotionnelles ». Comme la tension exige toujours un soulagement, le fait de nous isoler aux toilettes nous soustrait momentanément de la situation et nous permet d'évacuer le trop-plein d'émotions. Ce type d'urgence urinaire ne cause aucun effet résiduel, si ce n'est qu'un peu d'exaspération, et se calme rapidement dès que l'épisode angoissant est passé.

L'appareil urinaire, comme tous les autres organes du corps, n'échappe pas aux vibrations émotionnelles qui animent l'être humain. Les reins assurent la filtration des déchets et aident à maintenir l'équilibre homéostatique de notre intérieur en préservant ce qui est bon et en rejetant les eaux usées. Ainsi, un trouble rénal peut être considéré comme un manque d'équilibre sur le plan émotionnel. Il découle souvent d'une difficulté à lâcher prise quant aux vieilles croyances ou aux émotions toxiques qui polluent la vie affective. De sa part, la médecine traditionnelle chinoise considère depuis longtemps les reins comme le siège de la peur.

Une personne affligée d'un trouble rénal a souvent de la difficulté à discerner ce qui est bon pour elle ; la prise de décision lui semble ardue. Elle n'a pas « les reins solides » lorsqu'elle doit affronter les pressions de la vie. Elle se sent souvent fatiguée, vidée, « éreintée ». Le regret, la peur (de la mort, de la maladie), la culpabilité et la colère refoulée sont des boulets qui la font se sentir impuissante. La vie lui semble remplie d'injustices. Elle manque de stabilité et sa relation avec les autres en souffre. Sa peur peut avoir un rapport avec l'eau ou les liquides. Il serait important qu'elle se demande si elle a eu peur de se noyer à un moment donné, peur d'avaler un liquide toxique comme un médicament ou peur de manquer d'argent liquide. Il pourrait aussi s'agir d'une inquiétude concernant sa consommation d'alcool.

Il est à noter que l'appellation de certains troubles liés à l'appareil urinaire se termine en « ite » : néphrite, urétrite, cystite. Ce suffixe indique habituellement un problème associé à la colère et à la frustration.

L'urétrite est l'inflammation du canal excréteur par lequel l'urine sort de la vessie. La personne vit beaucoup de déception, de frustration et de colère par rapport à une nouvelle situation dans sa vie, par exemple une séparation, un changement d'emploi ou un divorce. Comme elle a de la difficulté à établir ses limites, elle peut se sentir angoissée lorsqu'elle doit affronter un choix difficile engendré par une nouvelle situation.

Les calculs rénaux, communément appelés « pierres aux reins », sont de petits cristaux qui se forment graduellement dans les reins par l'agglutination de différentes substances, dont les sels de calcium et l'acide urique. Leur passage dans les étroits canaux du système urinaire peut entraîner de grandes douleurs. Leur taille varie de quelques millimètres à plusieurs centimètres de diamètre. Dans son livre, *Le grand dictionnaire des malaises et des maladies*, Jacques Martel décrit le calcul rénal comme « une masse d'énergie solidifiée créée à partir des pensées, des peurs, des émotions et des sentiments agressifs éprouvés envers quelqu'un ou une situation ». Le calcul rénal refléterait donc la cristallisation de ces sentiments négatifs accumulés sur une longue période de temps. La personne est souvent autoritaire et rigide ; elle est dure tant envers elle-même qu'envers les autres. Afin de pallier son manque de confiance, elle s'entête dans une voie où tout est « calculé » à l'avance, ce qui lui donne un sentiment de contrôle sur sa vie. Elle agit souvent pour plaire aux autres, quitte à négliger ses propres besoins. Le moment viendra où elle devra s'affranchir de cette colère cristallisée ; ce passage douloureux pourrait permettre une prise de conscience libératrice.

La cystite apparaît généralement lorsqu'il y a un conflit par rapport à son territoire. D'ailleurs, les animaux ne délimitent-ils pas leur territoire en urinant ? La personne concernée peut se sentir envahie dans son espace physique (maison, chambre, bureau) par le conjoint, les enfants, les voisins ou les collègues de travail. Elle peut aussi souffrir du non-respect de ses besoins personnels (repos, liberté de choix, satisfaction sexuelle). Des sentiments d'irritabilité, de tristesse, de frustration, d'insatisfaction la brûleront de l'intérieur (inflammation de la vessie). Les émotions qui ne sont pas exprimées peuvent générer un sentiment d'impuissance. Les femmes souffrent souvent de cystite quand elles n'arrivent pas à trouver leur place au sein du couple.

L'énurésie nocturne est l'émission involontaire d'urine qui atteint l'enfant en âge de se contrôler. L'arrivée d'un nouveau-né peut ébranler le jeune enfant qui a le sentiment de perdre sa place ; son territoire tel qu'il le connaît (sa place au sein de la famille, sa chambre, ses jouets) est menacé. Il a besoin d'être rassuré. L'énurésie peut aussi être liée à sa relation quant à l'autorité parentale ou sociale comme la peur de ne pas plaire à son père ou à un professeur. Le fait de mouiller son lit est sa façon de relâcher la tension interne.

Questions et réponses

J'ai 26 ans et, depuis l'adolescence, je n'arrive pas à uriner dans les toilettes publiques. Même au travail, où je me sens pourtant calme et à l'aise, j'ai de la difficulté à uriner si l'autre cabinet est occupé. Quelle est la cause de ce problème ?

Certaines personnes ont de la difficulté à uriner si elles peuvent être vues ou entendues par les autres, ou encore, si elles se sentent pressées par le temps. Elles souffrent de parurésie, aussi appelée le « syndrome de la vessie timide » ou « urinophobie ». Notez que ces personnes n'éprouvent aucune difficulté à la maison. Dans de tels cas, l'incapacité à uriner est plutôt d'ordre psychologique que physiologique (infection, problème de prostate). C'est un trouble apparenté aux phobies sociales et qui, laissé à lui-même, peut entraîner la peur et l'évitement de certaines situations où l'on est appelé à sortir ou à voyager. La parurésie touche de 1 à 7 % de la population ciblant beaucoup plus d'hommes (90 %) que de femmes. La psychothérapie, le soutien d'un groupe d'entraide et parfois même l'hypnose sont des outils qui peuvent aider à mieux cerner cette affection.

J'ai 72 ans et j'ai de plus en plus de difficulté à vider ma vessie. Je dois me lever souvent la nuit pour uriner. Mon analyse d'urine et mon bilan sanguin sont normaux et le médecin me dit que c'est une question d'âge. Que veut-il dire ?

Votre médecin parle probablement d'une hypertrophie bénigne de la prostate. C'est un processus normal lié au vieillissement chez presque tous les hommes de plus de cinquante ans. Plus de la moitié des hommes de soixante ans en sont atteints et le nombre de personnes incommodées par les troubles urinaires augmente avec l'âge jusqu'à quatre-vingts ans. La prostate devient de plus en plus grosse et les symptômes apparaissent lorsqu'elle comprime l'urètre et la vessie. La pression sur la vessie signale l'envie d'uriner plus souvent que la normale et parfois de façon plus urgente. D'autres symptômes incluent :

- Des envies d'uriner plus fréquentes, de nuit comme de jour ;
- Un jet d'urine plus faible ;
- Volume d'urine par miction diminué ;
- Difficulté à amorcer la miction ;
- Le vidage de la vessie se fait par jets intermittents ;
- La miction peut être douloureuse ;
- Un égouttement terminal ;
- La sensation que la vessie ne se vide pas complètement.

Le suivi médical est important, car certains médicaments peuvent soulager les symptômes. Le protocole thérapeutique peut aussi s'appuyer sur une approche plus naturelle qui vise à rétablir l'équilibre hormonal et à renforcer le terrain. La caféine, l'alcool, le tabac, les excès de protéines animales, les gras saturés et le sucre sont délétères à la santé en général et devraient être évités. Une attention particulière doit être portée à l'alimentation. Celle-ci doit inclure des acides gras essentiels dont le potentiel anti-inflammatoire est bien connu. Les fruits et les légumes, incluant les légumes verts feuillus, constituent une excellente source d'antioxydants. Les graines de citrouille sont riches en phytostérols et en zinc, un oligoélément essentiel à la santé des glandes sexuelles. De plus, on leur confère des propriétés diurétiques. Elles contribuent à soulager les problèmes de miction causés par l'hypertrophie bénigne de la prostate.

Plusieurs études ont démontré l'efficacité du palmier nain dans le traitement de cette affection ; il s'est d'ailleurs démontré aussi efficace que certains médicaments lors d'essais comparatifs. Le palmier nain s'avère également utile dans le traitement de l'inflammation de la prostate (prostatite) et de certaines dysfonctions sexuelles masculines telles que la baisse de la libido et l'impuissance. Il est bon de noter que son effet peut prendre jusqu'à six semaines à se manifester.

Pourquoi mon urine dégage-t-elle une odeur forte après avoir mangé des asperges ?

L'odeur caractéristique de l'urine après la consommation d'asperges est attribuable à la présence de six composés soufrés découlant de la dégradation de certains de ses acides aminés[8]. Comme l'asperge est diurétique, son odeur soufrée est perceptible dans l'urine dès l'heure qui suit ou quelques heures après son ingestion. Il est intéressant de noter que certaines personnes ne perçoivent pas cette odeur particulière. Il ne faut pas laisser l'effluve résiduel de l'asperge nous désintéresser de ce légume, car il est très riche en vitamines et minéraux.

Mon médecin m'a dit qu'il n'y avait rien d'inquiétant par rapport à mon analyse d'urine, seulement quelques leucocytes. Qu'est-ce que c'est ?

Les leucocytes sont des globules blancs dont le rôle est de défendre l'organisme contre les intrus (bactéries, virus, etc.). Une infection urinaire entraîne une augmentation du nombre des leucocytes dans les urines. Normalement, lorsqu'il n'y a pas d'infection, l'analyse révèle moins de 10 000 leucocytes par ml d'urine, moins de 5 000 globules rouges (hématies) par ml et aucune bactérie. L'infection urinaire se manifeste par une augmentation du nombre de leucocytes et d'hématies ainsi que par la présence d'une bactérie qui sera isolée en culture. Elle est traitée par antibiotique.

Qu'est-ce que cela veut dire si mon urine mousse dans la cuvette ?

Il n'y a pas lieu de vous inquiéter si votre urine est mousseuse de temps à autre. Le phénomène peut tout simplement être causé par une miction rapide ou un résidu de savon dans la cuvette. D'autre part, une légère déshydratation peut occasionner des sécrétions urinaires concentrées et mousseuses ; les bulles disparaîtront dès que le corps sera bien hydraté. La mousse pourrait aussi indiquer une infection du système urinaire, surtout s'il y a une sensation de brûlure à la miction.

Quand le problème persiste, il pourrait signaler une protéinurie, soit la présence de protéines dans l'urine. C'est fréquemment le cas chez les personnes qui ingèrent une grande quantité de protéines comme la viande, le poulet, le poisson, les légumineuses ou un supplément protéiné ; si celles-ci sont mal assimilées par l'organisme, l'excès sera excrété dans l'urine. Il suffit de modérer la consommation de protéines et de vérifier si le problème se dissipe. Lorsque l'urine continue à être mousseuse malgré ces changements, il est temps de consulter le médecin afin de s'assurer du bon fonctionnement des reins. Il est possible qu'une infection ou une affection du rein telle que l'insuffisance rénale soit en cause. Des complications liées au diabète et à la maladie de Crohn (fistule) peuvent aussi être responsables de la présence de mousse en surface des urines.

Quel est le pH normal de l'urine ?

L'échelle du pH ou « potentiel hydrogène » nous permet de mesurer l'acidité ou l'alcalinité d'une solution. Son système de mesure s'étend de 0 à 14. Le chiffre 7 indique un pH neutre ; un résultat inférieur à 7 fait référence à l'acidité, alors qu'un nombre plus grand désigne l'alcalinité. Le pH des liquides du corps varie au cours d'une même journée tout en demeurant dans des limites très précises. Par exemple, le pH sanguin doit toujours se situer entre 7,35 et 7,45, tandis que le pH stomacal est plus près de 2. Bien que le pH urinaire puisse osciller entre 4,5 et 8, sa valeur optimale se situe entre 6,5 et 7,5.

Le métabolisme, l'alimentation et le stress ont une grande influence sur ces taux. Par exemple, un régime très acidifiant (excès de protéines, sucre, boisson gazeuse, alcool, etc.) produit des déchets acides qui sont éliminés dans l'urine. Plus le pH urinaire est bas, plus l'urine est acide, ce qui à long terme peut être irritant pour la paroi de la vessie. D'autre part, une urine alcaline (pH élevé) favorise la prolifération des bactéries et la formation de calculs rénaux. Il est donc important de maintenir un pH urinaire légèrement acide.

On vérifie le pH urinaire en déposant une goutte d'urine sur une bandelette réactive (papier de tournesol) que l'on peut acheter dans les boutiques de produits naturels. Comme l'urine s'acidifie durant la nuit, on évite d'utiliser la première urine du matin ; on répète la procédure deux à trois fois par jour (matin, midi, soir) pendant une à deux semaines afin de mieux évaluer les résultats.

Je semble avoir besoin d'uriner beaucoup plus souvent que les autres personnes autour de moi. Dois-je m'en inquiéter ?

Il peut y avoir plusieurs raisons à un besoin fréquent d'uriner, à commencer par une hydratation exagérée. Il faut savoir que le thé, le café, l'alcool et certains médicaments ont un effet diurétique tout en étant irritants pour la vessie. De plus, en vieillissant, la paroi vésicale et son sphincter perdent de leur tonicité entraînant une diminution de la capacité à stocker l'urine. L'envie d'uriner se fait alors sentir plus souvent. L'infection urinaire et l'inflammation causée par une maladie sexuellement transmissible peuvent augmenter la fréquence urinaire ; d'autres symptômes tels que la sensation de brûlure ou du sang dans l'urine pourraient être présents. Chez l'homme, l'hypertrophie bénigne de la prostate peut être en cause.

L'augmentation du volume des urines est également une manifestation connue du diabète. Des mictions plus fréquentes sont généralement associées à d'autres symptômes tels qu'une soif inassouvissable causée par l'élévation du taux de sucre dans le sang (hyperglycémie), la fatigue, la faiblesse et l'amaigrissement. Un bilan glycémique saura le détecter.

La cystite interstitielle est une affection chronique de la vessie qui est caractérisée par des envies d'uriner très fréquentes et urgentes. Des douleurs dans le bas-ventre peuvent également y être associées. Les causes de cette maladie qui touche surtout la gent féminine restent inconnues. Il a été suggéré que le tabagisme aggrave les symptômes de la cystite interstitielle.

Le corps nécessite au moins huit verres d'eau par jour. Il est essentiel de bien s'hydrater, même si le va-et-vient au petit coin peut être dérangeant. Par contre, si vous allez aux toilettes plus de huit fois par jour ou si vous avez d'autres symptômes tels que la brûlure à la miction, du sang dans l'urine ou de la douleur abdominale, consultez un médecin afin d'exclure un problème sous-jacent.

Est-ce que l'alimentation joue un rôle dans la prévention des calculs rénaux?

Oui, certains principes diététiques peuvent réduire le risque de vivre ou de revivre cette expérience douloureuse. Il est primordial de boire au moins 2 l de liquide par jour et même plus durant la saison chaude ou si l'on pratique une activité où l'on transpire beaucoup. Il faut répartir cet apport liquidien tout au long de la journée afin de garder l'urine bien diluée, ce qui diminue le risque de formation de calculs. L'eau, les jus, les bouillons et les tisanes sont à privilégier. Le jus de canneberge est recommandé lorsqu'il s'agit de calculs à base de calcium, alors qu'on préconise les jus de citron et d'orange pour les calculs formés d'acide urique ou de cystine. Le thé, le café, le lait, les boissons gazeuses et l'alcool doivent être consommés avec modération en tenant compte de leurs propriétés acidifiantes et irritantes. On sait que l'on s'hydrate suffisamment quand l'urine est d'une couleur jaune pâle.

Le fait d'avoir déjà passé des calculs rénaux, la sédentarité, la prise de certains médicaments (diurétiques, antiacides à base de calcium) ainsi qu'une alimentation riche en protéines animales, en sucre et en sel constituent des facteurs de risque. Si vous avez déjà souffert de ce problème, il est suggéré de limiter votre ingestion d'aliments riches en oxalate et en acide urique (viandes, abats, anchois). Les sources d'oxalate incluent l'épinard, la rhubarbe, la betterave, l'asperge, la tomate, le chocolat, l'arachide et la fève de soya. Bien qu'il ne soit pas nécessaire de restreindre l'apport alimentaire en calcium, il est préférable de limiter les produits laitiers, s'ils sont tolérés, à deux ou trois portions par jour et de consommer d'autres aliments qui en contiennent, dont les sardines et le saumon en boîte avec les os, le persil, le brocoli, le cresson, les haricots verts, les légumineuses et les algues comme le wakamé. Les végétariens ont de 40 à 60 % moins de chance de souffrir de calculs urinaires que les mangeurs de viande.

Certaines plantes médicinales peuvent être bénéfiques tant en prévention que pour éviter les récidives, notamment l'ortie, le persil, le pissenlit, la verge d'or, la prêle des champs et les feuilles de bouleau. Une supplémentation en vitamines A et B_6 ainsi qu'en magnésium et potassium peut également s'avérer utile.

Chapitre 5

« Mes règles sont-elles normales ? »

La femme, dans toute sa beauté et sa douceur, est un être doté d'un système hormonal d'une grande complexité, mais en même temps d'une grande fragilité. Combien de femmes ont vu leurs règles se déclencher la journée même de leur mariage malgré avoir tout fait pour bien prévoir la nuit de noces ? Ne vous est-il pas déjà arrivé de commencer vos menstruations avant la date prévue après avoir vécu une émotion forte ? Ces deux exemples démontrent la précarité de l'équilibre hormonal chez la femme. Plusieurs facteurs externes comme le stress accumulé, la fatigue, la grippe, l'alimentation, la consommation excessive de caféine ou d'alcool, les voyages ou la prise de certains médicaments peuvent engendrer un dérèglement des hormones féminines et modifier le rythme du cycle menstruel. Ainsi, la femme sera sujette à de grandes fluctuations hormonales tout au long de sa vie, et ce, de la puberté à la postménopause.

Le cycle menstruel

Bien que le but de ce chapitre ne soit pas de vous entretenir des fins détails de la régulation hormonale du cycle féminin, nous allons aborder très brièvement le sujet en commençant par expliquer ce qu'est une hormone. Il s'agit d'une substance chimique, sécrétée par un organe ou une glande, qui joue le rôle de messager dans l'organisme humain. L'hormone est déversée dans la circulation sanguine vers une autre partie du corps parfois assez éloignée de son point de départ. Elle exerce une action spécifique sur un tissu ou un autre organe en régulant son activité.

Les ovaires produisent les hormones sexuelles féminines, dont l'œstrogène, la progestérone et la testostérone, mais le véritable chef d'orchestre se trouve dans le cerveau. L'hypothalamus sécrète une neurohormone appelée la « gonadolibérine » (GnRH) qui stimule l'hypophyse à produire à son tour deux hormones : l'hormone folliculo-stimulante (FSH) et l'hormone lutéinisante (LH). Par ces hormones, les ovaires reçoivent le message de commencer à sécréter plus d'œstrogène afin d'assurer la croissance des follicules et du corps jaune. C'est la phase folliculaire qui dure environ quatorze jours (sur un cycle de vingt-huit jours) ; le pic d'œstrogène est atteint la journée avant l'ovulation. À ce stade, il y a également une petite sécrétion de testostérone qui est connue pour son effet stimulant sur la libido.

La deuxième phase du cycle débute dès l'ovulation, alors que les taux d'œstrogène commencent à diminuer. Il s'agit de la phase lutéale qui s'étend jusqu'au début des prochaines règles. À ce moment-ci, la progestérone prend le relais. Elle est sécrétée par le « corps jaune » (nom donné au follicule rompu qui vient de libérer l'ovule). Le rôle de la progestérone est de préparer l'utérus pour l'implantation de l'ovule fécondé. Sans fécondation, les taux d'œstrogène et de progestérone chutent progressivement jusqu'au déclenchement des règles. La muqueuse utérine, appelée l'« endomètre », se détache et s'écoule par le vagin sous forme de sang. C'est le début d'un nouveau cycle (jour 1).

Le jour de l'ovulation, l'ovaire libère un ovule mature qui est propulsé dans la trompe de Fallope, en chemin vers l'utérus. C'est durant ce parcours qu'il pourra être fécondé par un spermatozoïde pour former un œuf. L'ovule a une durée de vie d'environ 24 heures, alors que les spermatozoïdes peuvent survivre de 3 à 5 jours dans le col de l'utérus. La période de fertilité où l'on peut concevoir s'étend donc de 4 jours avant l'ovulation jusqu'à 24 heures après celle-ci.

Les premières règles font généralement leur apparition vers douze ou treize ans, mais parfois aussi tôt qu'à neuf ans. Plus rarement, les règles se font attendre jusqu'à seize ou dix-sept ans. Le cycle menstruel a une durée moyenne de 28 jours, bien qu'il varie d'une femme à l'autre et parfois d'un mois à l'autre. Certaines femmes ont des cycles très courts de 21 jours, alors que d'autres voient les leurs se prolonger jusqu'à 35, et parfois même 40 jours. Les adolescentes et les femmes dans la quarantaine (préménopause) ont souvent des cycles menstruels longs et irréguliers. De plus, plusieurs jeunes filles doivent attendre de deux à trois ans avant d'avoir des règles régulières.

Tout au long de sa vie, la femme sera sous l'influence des fluctuations hormonales. Alors que bien des femmes suivent ce rythme sans problème, d'autres trouveront le parcours plus difficile par moments. Certaines auront à affronter les symptômes du syndrome prémenstruel, la dysménorrhée, les troubles de fertilité ou des désagréments à l'approche de la ménopause. Fort heureusement, il y a plusieurs solutions naturelles pour vous aider à surmonter ces difficultés. Mon livre, *L'endométriose* (Québec-Livres, 2011), vous apprendra comment rétablir l'équilibre hormonal dans votre corps afin que vous puissiez reprendre le contrôle de votre vie, et ce, même si vous ne souffrez pas de cette maladie.

Il est tout à fait normal d'avoir des pertes vaginales. La muqueuse du vagin est un milieu naturellement humide qui doit rester bien hydraté pour vous éviter l'inconfort. La couleur et la consistance de ses sécrétions varient au fil du cycle menstruel. Après les règles, l'écoulement vaginal est habituellement d'un blanc jaunâtre et pratiquement inodore. Les sécrétions changent d'apparence quelques jours avant l'ovulation ; la glaire cervicale prend alors une consistance plus visqueuse et élastique rappelant le blanc d'œuf. Des pertes vaginales irritantes, malodorantes, très abondantes ou d'aspect anormal (changement de couleur, présence de pus, pertes ressemblant à du fromage cottage) et des démangeaisons pourraient signaler la présence d'une infection. Elles peuvent être associées à une sensation de brûlure à la miction, à la douleur lors des relations sexuelles et à une rougeur, un gonflement ou une irritation de la vulve.

Les saignements vaginaux

Les saignements vaginaux appartiennent assurément au rang des sujets à proscrire quand vient le temps des discussions entre amis. Pourtant, la grande majorité des femmes de douze à cinquante-deux ans ont des règles tous les mois.

Bien que l'écoulement vaginal diffère d'une femme à l'autre, tant en apparence qu'en quantité, les règles durent habituellement de trois à sept jours. Les premiers jours, le sang s'écoule rapidement et est la plupart du temps d'une couleur rouge vif. Après quelques jours, la vitesse d'évacuation sanguine diminue ; il arrive que la couleur du sang s'assombrisse puisqu'il a plus de temps pour s'oxyder. Celui-ci peut alors prendre une teinte brune ou presque noire. L'écoulement des derniers jours des règles a souvent une coloration plus rosée. Certaines femmes passent des caillots de sang de différentes grosseurs ; ils ont l'apparence de morceaux de foie, bien qu'en fait, il s'agisse simplement de sang qui a séjourné dans l'utérus plus longtemps et qui a eu le temps de coaguler. Si, par contre, le sang expulsé dès les premières journées des règles est d'une couleur foncée tirant sur le brun, cela peut suggérer un encrassement de l'organisme. La quantité de sang normalement perdu durant la période de menstruation est d'environ 60 ml (4 cuillères à soupe).

La ménorragie

Certaines femmes souffrent de ménorragie, c'est-à-dire qu'elles ont un écoulement de sang menstruel exagéré ; elles peuvent en perdre jusqu'à 90 ml (6 cuillères à soupe) ou plus sur 7 jours. Lorsqu'elles sont exposées à cet environnement humide et au port de protection sanitaire de façon prolongée, les muqueuses sensibles du périnée peuvent devenir irritées et fissurées causant davantage d'inconfort. De plus, des saignements très abondants peuvent éventuellement mener à l'anémie. C'est un problème très courant chez la femme qui se manifeste, entre autres, par une grande fatigue, la pâleur du teint, l'essoufflement, les palpitations cardiaques, le manque de concentration, les extrémités froides et les troubles de fertilité.

Il est difficile d'évaluer de façon précise la quantité de sang perdu durant les règles et il est d'ailleurs peu important de le faire si la femme se sent bien. Elle sera la première à s'inquiéter si son état s'aggrave. Les situations suivantes peuvent signaler un problème plus sérieux et nécessitent une consultation avec un professionnel de la santé :

- Si elle doit changer sa protection hygiénique toutes les heures ;
- Si elle est forcée de se lever la nuit pour le faire afin d'éviter de tacher les draps ;
- Si les règles durent régulièrement plus de sept jours ;
- Si les saignements sont accompagnés de douleurs abdominales incommodantes, surtout si elles l'empêchent d'accomplir ses tâches habituelles ;

- Si elle passe régulièrement des caillots de sang plus gros qu'une pièce d'un dollar ;

- Si elle se sent très fatiguée ou présente des symptômes d'anémie.

La ménorragie peut avoir plusieurs causes, dont le déséquilibre hormonal, une contraception ou un traitement hormonal mal toléré, le stérilet, la présence de tumeurs bénignes comme des fibromes ou des polypes utérins, l'endométriose, l'adénomyose, la prise de certains médicaments et certaines maladies dont l'hypothyroïdie.

L'aménorrhée

L'aménorrhée est l'absence de règles chez la femme en âge de procréer. Elle peut être un signe révélateur d'un trouble de santé sous-jacent, excepté si la femme est enceinte, allaite ou approche l'âge de la ménopause. Certaines jeunes filles accusent un retard de puberté et voient leurs premières règles arriver vers seize ou dix-sept ans. Il n'y a pas à s'inquiéter si le développement des caractères sexuels secondaires est présent (développement des seins, pilosité pubienne et des aisselles). La femme qui utilise un moyen contraceptif devrait subir un test de grossesse si ses règles tardent plus d'une semaine afin de s'assurer un suivi approprié en cas de grossesse inattendue.

Le corps humain est une entité d'une grande sagesse ; lorsqu'il y a une moins grande disponibilité d'énergie, il ferme les canaux non essentiels à sa survie. Ainsi, il arrive que les règles, qui peuvent être considérées comme une perte d'énergie, cessent quand le corps manque de vitalité. Les règles peuvent être absentes si la femme a un faible apport calorique (anorexie), souffre de dénutrition (malbouffe exagérée, boulimie, maladie causant un trouble d'absorption des nutriments), exerce une activité intensive (marathon, course à pied, danse) ou est sujette à un amaigrissement important à la suite d'une diète ou d'une maladie chronique ou inflammatoire (cancer, arthrite rhumatoïde).

La reprise normale des règles après l'arrêt d'un moyen contraceptif peut prendre plusieurs mois. Il n'est pas rare que six à douze mois soient nécessaires au corps afin de rétablir son équilibre hormonal.

D'autres causes d'aménorrhée incluent :

- Un stress prolongé qui cause un épuisement physique important ;
- Un traumatisme psychologique comme un décès, une perte d'emploi, un accident ou encore une période de stress occasionnée par un voyage ou un déménagement ;
- Une maladie endocrinienne comme un trouble de la glande thyroïde ;
- L'obésité ;
- L'alcoolisme ou la toxicomanie ;
- Un taux élevé de prolactine, une hormone habituellement présente durant la grossesse et l'allaitement, peut entraîner l'aménorrhée et l'anovulation. Cette hypersécrétion peut être causée par une tumeur bénigne à l'hypophyse ou par certains médicaments.

La plupart du temps, tout rentrera dans l'ordre sans intervention spécifique. Une alimentation saine et équilibrée, le maintien d'un poids santé et d'un bon équilibre de vie (gestion du stress, exercice modéré, repos adéquat) suffisent souvent à donner au corps l'énergie dont il a besoin pour régulariser le cycle menstruel. Un suivi médical peut s'avérer utile pour déceler la cause de l'aménorrhée et instaurer un traitement si nécessaire. Certaines plantes médicinales peuvent aider à rétablir l'équilibre hormonal.

Les saignements anormaux

La *métrorragie* est le nom qui désigne tout saignement d'origine utérine qui survient entre les règles, quelle que soit son importance. Bien que certaines femmes aient de petites pertes sanguinolentes au moment de l'ovulation, tout autre saignement vaginal entre les menstruations devrait être considéré comme suspect et justifie une investigation approfondie. Les causes les plus fréquentes incluent :

- Un déséquilibre hormonal (causé par le stress, la fatigue, l'alimentation déficience, les médicaments, etc.) ;
- Un dosage inadéquat de la pilule contraceptive ;
- Le fait d'avoir oublié un comprimé contraceptif peut causer un léger saignement et augmenter le risque de grossesse non désirée ;
- Tout saignement durant la grossesse peut signaler une complication et exige une visite médicale immédiate afin d'exclure les risques de fausses couches ou de grossesse ectopique ;
- Certains examens gynécologiques peuvent parfois causer un bref saignement ;
- Une infection vaginale non traitée peut entraîner un saignement postcoïtal ;

- Des saignements vaginaux peuvent être occasionnés par des rapports sexuels énergiques (petites lacérations de la paroi vaginale) ou par un manque de lubrification ;

- La dysplasie cervicale (cellules anormales au col de l'utérus) est détectée par le test Pap (Papanicolaou – cytologie). Ces cellules atypiques peuvent potentiellement se transformer en cellules cancéreuses si aucun traitement n'est instauré ;

- Un dysfonctionnement des ovaires vieillissants peut entraîner des saignements. Ce déséquilibre hormonal peut commencer jusqu'à dix ans avant la ménopause ; il entraîne un épaississement de l'endomètre et la désagrégation des tissus qui peut causer des saignements. Lors de la préménopause, un saignement vaginal (léger ou abondant) peut survenir même après plusieurs mois sans règles. La femme peut se considérer comme ménopausée après un an sans menstruation ;

- Les fibromes sont des tumeurs bénignes (non cancéreuses) qui se développent dans la paroi utérine. Selon leur localisation et leur grosseur, ils peuvent causer des saignements, de la lourdeur abdominale et de la douleur ;

- Les polypes sont des tumeurs bénignes situées sur le col qui peuvent saigner au contact ;

- La cervicite est une inflammation du col de l'utérus généralement causée par une infection bactérienne ou virale. La maladie peut être transmise lors d'un rapport sexuel non protégé avec une personne porteuse de la chlamydia, une infection transmissible sexuellement. Les saignements apparaîtront entre les règles ou après la pénétration ; ils sont généralement accompagnés d'autres symptômes ;

- L'endométrite est une inflammation de l'endomètre, la muqueuse interne de l'utérus. Elle est d'origine bactérienne et peut être liée à une maladie transmissible sexuellement. Elle est généralement accompagnée de fièvre, de douleur abdominale basse, de pertes vaginales jaunâtres malodorantes et de saignements vaginaux anormaux ;

- Le stérilet ou tout corps étranger peut provoquer des saignements non cycliques ;

- Le cancer du col de l'utérus, de l'utérus ou du vagin ;

- Certaines maladies peuvent provoquer des saignements inopportuns : les maladies de la glande thyroïde, les troubles de la coagulation, l'endométriose.

> L'allergie au sperme est un fait réel, bien qu'extrêmement rare. Il s'agit d'une hypersensibilité à une composante protéinée contenue dans le liquide séminal. Les réactions découlant du contact avec le sperme peuvent être locales (démangeaison vaginale, sensation de brûlure après la relation, œdème) ou systémiques (urticaire, difficultés respiratoires) pouvant aller jusqu'au choc anaphylactique. Elles apparaissent peu de temps après le rapport, soit dans les minutes qui suivent ou au maximum une heure. Dans près de 50 % des cas, elles se manifestent dès la première relation. Le traitement inclut le port d'un préservatif ainsi que la désensibilisation par voie injectable ou vaginale[9].

Les règles douloureuses

Le terme *dysménorrhée* est utilisé pour désigner des menstruations difficiles et douloureuses. Bien que plusieurs femmes ressentent quelques légères crampes abdominales au début de leurs règles, d'autres souffrent de douleurs plus intenses irradiant dans le dos, l'intérieur des cuisses, les hanches, le rectum et le vagin. Ces malaises, parfois violents, sont souvent associés à d'autres symptômes tels que des maux de tête, des nausées, des vomissements, de la diarrhée, des étourdissements et une sensation de grande faiblesse.

Malheureusement, les problèmes féminins, surtout quand ils semblent aussi anodins que les crampes menstruelles, ne suscitent pas beaucoup de sympathie. La jeune femme apprend rapidement à taire ses souffrances et peut même trouver embarrassant d'en discuter avec son médecin traitant. La perception de la douleur étant très subjective, il est difficile pour qui que ce soit de l'évaluer. Pourtant, la douleur menstruelle qui empêche la femme de s'acquitter de ses activités habituelles n'est pas normale. Elle pourrait évoquer un problème sous-jacent et justifie une consultation médicale afin de déterminer rapidement un plan de traitement.

Il y a plusieurs causes possibles à la dysménorrhée, dont le déséquilibre hormonal, le fibrome utérin, les lésions ovariennes, l'endométriose, l'adénomyose, une infection génitale chronique comme la salpingite (infection des trompes de Fallope), une infection transmissible sexuellement, le port d'un stérilet au cuivre ou une malformation des organes génitaux (rétroversion de l'utérus). Certaines habitudes de vie peuvent aggraver la douleur menstruelle. L'alimentation, le manque d'exercice, le tabagisme, l'anxiété et le stress sont des facteurs importants et facilement modifiables.

Des études ont démontré que la consommation de certains aliments, dont le sucre, la caféine et le gluten – protéine contenue dans le blé, l'avoine, le seigle, l'orge, le triticale, l'épeautre et le kamut –, pouvait augmenter les symptômes liés au syndrome prémenstruel et aux règles. Ces aliments encouragent la production de prostaglandines pro-inflammatoires et favorisent la douleur. D'autres modifications alimentaires peuvent contribuer à prévenir et à soulager la douleur menstruelle. Ainsi, il est recommandé de limiter sa consommation de gras saturés (graisses d'origine animale, beurre, margarine, fromage) et de manger davantage d'aliments riches en oméga-3 : les poissons gras comme le maquereau, le saumon, la sardine et le hareng, les noix ainsi que l'huile et les graines de lin. Ces acides gras essentiels ne sont pas synthétisés par le corps et doivent provenir de l'alimentation ; ils ont un effet anti-inflammatoire qui aide à réduire les crampes menstruelles.

Les anti-inflammatoires non stéroïdiens (ibuprofène), les bains chauds, l'application d'un coussin chauffant sur le ventre ou le dos, l'exercice, la gestion du stress et le repos permettent de soulager temporairement l'inconfort de la dysménorrhée. L'acupuncture est un traitement complémentaire qui apporte un soulagement durable à un grand nombre de femmes. Certaines plantes médicinales telles que l'achillée millefeuille, l'actée à grappes noires et le « Dong Quai » peuvent être d'un grand secours pour diminuer les symptômes du syndrome menstruel. Bien que naturelles, celles-ci contiennent des composés hormonaux qui peuvent interagir avec certains médicaments. Il est donc préférable de consulter un professionnel de la santé afin de s'assurer un traitement personnalisé.

En contact avec sa féminité

Depuis toujours, l'arrivée du cycle menstruel est un événement marquant dans la vie de la jeune fille ; les premières règles viennent définir son rôle futur dans la société. Si l'on s'en tient à la tradition, elle est maintenant appelée à être, un jour, une épouse et une mère. Du jour au lendemain, la jeune fille doit renoncer à une enfance où primaient l'insouciance et la liberté pour faire face à une féminité obligée avec tout ce que cela implique. Même s'il fut un temps où la femme était une créature soumise et obéissante destinée à la vie religieuse ou à la maternité et à la famille, ce rôle restrictif semble moins convenir à la femme libérée du XXIe siècle. Il est fort possible que plusieurs des problèmes liés aux cycles menstruels de la femme reflètent une difficulté à assumer sa condition féminine ; elle se sent contrainte de suivre un chemin prédéterminé et de se soumettre aux « règles » imposées par la société.

La dysménorrhée est souvent décrite comme un rejet de sa féminité ou un refus de l'assumer. Il s'agirait d'un sentiment, le plus souvent inconscient, d'indignation, de rancune, de révolte et même de colère par rapport à la place destinée à la femme dans la société. Elle peut avoir de la difficulté à accepter d'être « juste une femme » si sa mère était une épouse soumise et dominée par son mari. Elle peut en vouloir à l'homme qui n'a pas ces mêmes restrictions, surtout si elle a des frères qui ont profité de plus de privilèges. Chez la victime de sévices sexuels, toutes les émotions liées à cette expérience traumatisante peuvent resurgir à chacun des cycles menstruels sous forme de douleur ; elle aura tendance à rejeter sa féminité, car, pour elle, être une femme veut dire être fragile et vulnérable.

Chez la jeune fille en âge d'avoir ses règles, mais qui ne les a pas encore débutées, l'aménorrhée peut être liée à la peur de tomber enceinte, surtout si elle subit des agressions sexuelles. Le fait de vivre un traumatisme ou un grand choc (accident, décès d'un proche) peut aussi supprimer les menstruations pendant un temps. La femme peut avoir peur de procréer si elle manque de confiance en son conjoint. De même, si elle a été témoin de la vie malheureuse de sa mère avec son père, elle peut rejeter sa féminité et cesser d'avoir ses règles pour ne pas reproduire le même scénario.

La ménorragie désigne un saignement menstruel très abondant ou d'une durée prolongée. L'hémorragie peut symboliser une perte de joie de vivre en rapport avec l'enfantement. Il peut s'agir, par exemple, d'une femme qui désire un enfant, mais qui porte un stérilet à contre-cœur parce que son mari n'en veut pas, ou encore d'une femme qui veut des enfants, mais qui est infertile. Elle ne peut pas contrôler la perte de sang ; elle a la sensation que quelque chose d'important dans sa vie lui échappe. Elle a du mal à accepter de vivre une telle situation.

D'ailleurs, la ménorragie apparaît souvent au moment de la ménopause quand la femme doit faire le deuil de son désir d'enfanter.

Les fibromes utérins, qui peuvent également être responsables des saignements excessifs, sont liés à des sentiments longuement refoulés de tristesse, de frustration, de culpabilité ou de honte en lien avec la féminité, la sexualité et la maternité. Ces émotions non exprimées peuvent découler du fait d'avoir été victime de violence sexuelle, de l'interruption volontaire d'une grossesse, de la perte d'un enfant ou d'une mésentente profonde non réglée avec le conjoint.

L'utérus représente le nid, le foyer, le refuge ; il symbolise la femme dans toute sa créativité, dans sa capacité d'enfanter. Pour sa part, le col de l'utérus, qui est en contact avec le sexe du partenaire, représente la sexualité. Ainsi, l'inflammation du col (cervicite) peut résulter de difficultés éprouvées dans le couple. Le cancer du col de l'utérus peut être en lien avec une relation de couple néfaste, destructrice. Selon Claudia Rainville, il peut être le résultat d'une « profonde déception vécue avec un partenaire sexuel qu'on aime énormément ». La femme pourrait se sentir blessée, frustrée, impuissante et en perte de contrôle en apprenant, par exemple, que son partenaire ne l'aime plus, qu'il est amoureux d'une autre ou qu'il est marié.

Le cancer qui s'attaque au col de l'utérus peut découler de sentiments intenses reliés à la relation de couple, au foyer et aux enfants. Des émotions toxiques telles que la tristesse, la peur, l'insécurité, la culpabilité et la colère entraînent une dévalorisation de la femme par rapport à une situation hors de son contrôle. Il peut s'agir de son incapacité à avoir un enfant, de la perte d'un enfant, d'une difficulté avec l'un de ses enfants ou petits-enfants ou d'une mésentente conjugale non réglée.

Questions et réponses

Est-ce vrai que les femmes qui ont des règles douloureuses ont moins de douleurs menstruelles après une grossesse ?

En effet, un grand nombre de femmes ont moins ou plus du tout de crampes menstruelles après la naissance de leur enfant. Celles-ci sont causées par l'utérus qui se contracte pour évacuer le flux menstruel. Après l'accouchement, le col utérin est plus ouvert et moins de contractions sont nécessaires pour éliminer les résidus de l'endomètre.

Pour les femmes atteintes d'endométriose, les neuf mois de grossesse permettent habituellement une régression de la maladie. Durant cette période, le corps sécrète de grandes quantités de progestérone et une forme inoffensive d'œstrogène (œstriol). Celui-ci, contrairement à l'estradiol, ne favorise pas la prolifération des lésions d'endométriose. De plus, ce temps de répit de la maladie peut être prolongé en pratiquant l'allaitement régulier qui bloque généralement les règles.

Combien de temps les menstruations prennent-elles à revenir après un accouchement ?

Le retour des règles après un accouchement survient normalement entre six et huit semaines. Ce délai est prolongé chez les femmes qui allaitent de façon régulière. L'hormone prolactine, qui est sécrétée en grande quantité durant la grossesse et l'allaitement, inhibe l'ovulation ; elle atteint son taux maximal au moment de l'accouchement, puis retombe à son niveau normal après environ huit jours. La succion du mamelon augmente sa sécrétion jusqu'à environ trois mois après l'accouchement. Ainsi, l'allaitement perturbe le cycle menstruel et bloque habituellement l'ovulation, mais il ne peut pas être utilisé comme une méthode de contraception fiable. Il n'est pas exclu qu'une femme tombe enceinte dès le mois qui suit sa grossesse.

À quel âge devrais-je passer mon premier test Pap?

Le test Pap, que l'on appelle aussi «frottis cervico-vaginal» ou «cytologie vaginale», est utilisé pour détecter des anomalies dans les cellules du col utérin. C'est un examen sans douleur que l'on pratique au cours de l'examen pelvien. On recommande aux jeunes femmes qui sont sexuellement actives de passer un test Pap à partir de 21 ans ou dans les trois ans qui suivent leur première relation sexuelle, et cela, même si leur partenaire est une femme. L'examen gynécologique est aussi conseillé si vous avez des décharges vaginales ou des saignements anormaux durant ou entre les règles ou si vous souffrez de douleurs menstruelles importantes ou de douleur pelvienne.

J'ai eu mes premières règles à douze ans et chaque mois, depuis, j'ai très mal au ventre et au bas du dos au point de devoir rester couchée un jour ou deux; j'ai maintenant vingt et un ans. Les saignements sont de plus en plus abondants depuis la dernière année et j'ai de la douleur lors des relations sexuelles, surtout lors de la pénétration profonde. Le médecin me dit que les règles douloureuses sont fréquentes à mon âge et que cela s'améliorera quand j'aurai eu un enfant. La sœur de ma mère souffre d'endométriose et ses symptômes sont semblables aux miens. Qu'en pensez-vous?

Il serait important que vous consultiez rapidement un gynécologue afin de déterminer si vos symptômes ne cachent pas une maladie sous-jacente. Les règles sont un processus normal du corps, et bien qu'elles puissent causer quelques désagréments chez certaines femmes (fatigue, inconfort modéré à cause des crampes menstruelles), elles ne devraient pas vous empêcher de vaquer à vos occupations habituelles. La *dyspareunie*, le terme désignant la douleur pendant ou après les rapports sexuels, fait partie des nombreux symptômes de l'endométriose. On sait maintenant que cette maladie peut se manifester très tôt, même à l'adolescence, et a tendance à s'aggraver avec le temps.

L'endométriose est caractérisée par le développement de tissu ressemblant à l'endomètre en dehors de l'utérus (ovaires, trompes de Fallope, vessie, intestin, etc.). Ces implants évoluent selon les différentes phases du cycle menstruel et saignent lorsque la femme a ses règles. Comme ces sécrétions anormales ne peuvent pas être expulsées à l'extérieur du corps, elles provoquent de l'inflammation en lien avec la douleur ressentie. Pour plus d'informations sur cette maladie, consultez mon livre *L'endométriose*.

Est-ce que la pilule contraceptive entraîne plusieurs effets indésirables?

Malheureusement, la réponse est oui. Bien que la plupart des femmes tolèrent bien la prise de la pilule anovulante, d'autres ont plus de difficulté à s'adapter à ce traitement hormonal. Un petit nombre d'entre elles souffrent d'effets secondaires sérieux au point de mettre leur vie en péril. Les femmes qui fument devraient s'abstenir de prendre la pilule, car le tabagisme accroît les risques de souffrir d'accidents cardiovasculaires. Le surpoids, l'hypertension, l'hypercholestérolémie, le diabète et les anomalies de la coagulation sanguine (antécédent de thrombose) sont d'autres facteurs qui augmentent les risques de formation de caillots de sang.

Les effets indésirables diffèrent d'une femme à l'autre selon l'état de santé et la tolérance aux hormones. Les symptômes les plus fréquents sont les saignements entre les règles si le traitement n'est pas bien dosé (ou si une pilule est oubliée), la prise de poids, les sautes d'humeur, les maux de tête, les nausées, les ballonnements, la rétention d'eau, la sensibilité des seins et la baisse de la libido (parfois une augmentation de celle-ci).

La prise de la pilule contraceptive peut entraîner des complications très sérieuses telles que la crise cardiaque et l'accident vasculaire cérébral (à la suite de la formation d'un caillot de sang). Les symptômes suivants nécessitent un suivi médical immédiat : douleur dans la poitrine, souffle court, expectoration sanguinolente, migraines, surtout si elles sont associées à des vertiges ou à des absences, douleur abdominale importante, douleur aiguë dans les jambes (phlébite), troubles de la vision, troubles d'élocution, écoulements vaginaux ou mammaires, masse au sein.

J'ai fait une fausse couche l'an passé et depuis je n'arrive plus à tomber enceinte. Depuis environ deux ans, mes règles sont irrégulières et quand je les ai, les saignements sont très abondants et durent longtemps. Je suis toujours fatiguée et nerveuse ; je ne semble jamais pouvoir me reposer suffisamment. J'ai aussi pris 8 kg sans raison et je n'arrive pas à m'en débarrasser. Est-ce que ces problèmes ont un lien entre eux ?

Vos symptômes pourraient indiquer un hypofonctionnement de la glande thyroïde. L'hypothyroïdie se manifeste par toute une foule de symptômes, dont la fatigue constante, le manque d'énergie et de vitalité, le sommeil non réparateur, la frilosité (alors que les autres n'ont pas froid), les mains et les pieds froids, la perte des cheveux et des poils, la prise de poids sans raison apparente, la nervosité et la dépression.

Les hormones thyroïdiennes sont nécessaires à la production des hormones féminines (œstrogène et progestérone). Lorsque la glande thyroïde fonctionne au ralenti, la concentration sanguine de ces hormones diminue. Les problèmes qui en découlent affectent particulièrement la femme : syndrome prémenstruel, règles irrégulières, absence des règles, écoulement menstruel exagéré, anovulation, troubles de conception, risque accru de fausse couche. La grossesse requiert des taux de thyroxine plus importants, car la mère doit combler ses propres besoins en plus de ceux du fœtus. La thyroïde doit donc fonctionner à plein rendement afin de pourvoir à ces exigences. Il est à noter que l'hypothyroïdie peut également causer l'infertilité chez l'homme. Les dérèglements de la glande thyroïde sont décelés par un bilan sanguin et les symptômes régressent rapidement après le début du traitement.

Est-ce que les saignements après les relations peuvent être attribuables à l'utilisation du condom?

Le vagin est une partie sensible de l'anatomie féminine ; sa paroi peut facilement subir de petites déchirures lors des relations sexuelles, surtout s'il y a un manque de lubrification. Ces saignements sont habituellement légers, parfois accompagnés d'une sensation de brûlure et durent moins d'une journée ou deux. Si les saignements s'avèrent plus importants, il est conseillé de consulter le médecin. L'utilisation d'un condom non lubrifié peut contribuer à cet inconfort. Il est aussi possible de réagir au spermicide ou au lubrifiant dont certains condoms sont enduits.

Vous pouvez suspecter une allergie au latex si les symptômes apparaissent durant ou immédiatement après une relation sexuelle avec condom ou lors d'un examen gynécologique (gant de latex). Comme avec toute autre réaction allergique, il peut y avoir de la rougeur, de l'enflure (sensation de raideur), une sensation de brûlure ou de démangeaison. Certaines personnes peuvent souffrir de symptômes plus sévères susceptibles d'affecter le corps en entier et nécessitent des soins médicaux immédiats : urticaire, palpitations, étourdissements, congestion, difficultés respiratoires, baisse de la pression sanguine, perte de conscience allant jusqu'au choc anaphylactique. Fort heureusement, il existe maintenant des préservatifs en polyuréthane qui ne provoquent pas d'allergie.

Conclusion

Tout au long de ce livre, vous avez pu constater que le corps manifeste son désaccord, pour ne pas dire son désarroi, par des signes et des symptômes. Il s'avère très difficile de parler de « santé » en passant outre de telles manifestations. On ne cesse de s'étonner de la complexité de ce véhicule terrestre où sont imbriqués les aspects physique, mental, émotionnel et spirituel. Arriverons-nous un jour à prévenir ou à stopper la maladie en écoutant les messages de notre corps ? Certaines personnes affirment que c'est exactement ce qui leur est arrivé. Sinon, comment expliquer les cas de guérison spontanée de maladies graves comme le cancer ?

Nous connaissons tous des gens en parfaite santé qui se plaignent constamment d'être épuisés, de se sentir mal dans leur peau. Peut-être sont-ils rassurés momentanément par des résultats d'examens qui respectent les normes, et ce, malgré les signaux d'alarme toujours émis par leur corps. Nous oublions parfois que les paramètres préétablis par l'homme (taux de glycémie, d'hémoglobine, de cholestérol, etc.) peuvent difficilement évaluer la profondeur d'une détresse émotionnelle ou spirituelle. Une évaluation complète de la santé doit prendre en compte les autres facteurs de vie : l'alimentation, la vie de couple, les inquiétudes financières, les difficultés liées à l'emploi. En plus de voir à respecter ses exigences physiques, le corps humain nécessite qu'un minimum d'attention soit porté à satisfaire ses autres désirs et aspirations. C'est un aspect primordial de la santé qui est trop souvent négligé.

La santé est un état de grâce que l'on a tendance à tenir pour acquis. Ce n'est souvent qu'une fois qu'elle est menacée que l'on réalise à quel point on y tient. Pourvu d'une grande sagesse, le corps humain s'efforce par tous les moyens à sa disposition de se faire entendre. En fait, il commence souvent par nous envoyer des signes plutôt subtils tels que de la fatigue, des maux de tête, un léger inconfort dans une région du corps, une sensation de mal-être ou de dépression. Soyons honnêtes, de tels signaux sont la plupart de temps balayés du revers de la main, alors que nous nous appliquons à traverser les vicissitudes de la vie. Ce n'est qu'après coup, en réexaminant notre parcours, que nous en comprendrons la signification. Entre-temps, voilà que le corps, bien décidé à se faire entendre, multiplie ses cris à l'aide. Les symptômes apparaissent l'un après l'autre, ou s'unissent pour former une pathologie multisymptomatique déroutante. N'est-ce pas le cas de la fibromyalgie qui est définie par un sentiment d'épuisement perpétuel, autant physique que psychique ? Et que dire des nombreuses maladies dégénératives ? Elles ne sont sûrement pas apparues du jour au lendemain sans crier gare !

Par ailleurs, l'Organisation mondiale de la Santé (OMS) confirme que les maladies non transmissibles (MNT), dont les cardiopathies, le cancer, les maladies respiratoires et le diabète sont aujourd'hui la première cause de mortalité à travers le monde. Il s'agit d'une épidémie invisible qui fauche des vies inutilement, car plusieurs d'entre elles pourraient être épargnées par une saine gestion des habitudes de vie. D'après un rapport publié par l'OMS, 36 millions des 57 millions

(63 %) des décès rapportés en 2008 à l'échelle mondiale étaient causés par des MNT, notamment 48 % dus aux maladies cardiovasculaires, 21 % aux cancers, 12 % aux pathologies respiratoires chroniques et 3 % au diabète. Ces quatre classifications de maladies représentent à elles seules plus de 80 % des décès par MNT. Il s'agit pourtant de maladies liées au mode de vie et celui-ci constitue un paramètre tout à fait modifiable. Les quatre grands facteurs de risque identifiés sont le tabagisme, la sédentarité, la consommation excessive d'alcool et le régime alimentaire déséquilibré[10].

La santé n'est rien d'autre qu'un équilibre de vie qui regroupe toutes les sphères de celle-ci. Pour la conserver, il est essentiel d'être attentif aux messages de son corps afin de pouvoir répondre à ses moindres besoins. Ceux-ci diffèrent d'une personne à l'autre, ce qui explique pourquoi un régime miracle pour une personne ne convient aucunement à une autre. Alors qu'un individu peine à marcher quelques kilomètres par jour, un autre s'épanouit à courir un marathon. Être à l'écoute de notre corps ne se limite pas à attendre qu'il nous envoie des signaux de détresse. Il s'agit plutôt de le respecter en choisissant avec soin tout ce qui lui est destiné, tant l'alimentation, l'exercice, le repos que les émotions qui le nourrissent.

Ce livre ne fait qu'effleurer la multitude de signes et de symptômes envoyés par le corps, son but étant d'éveiller nos sens afin que nous puissions devenir plus réceptifs aux messages physiques et émotionnels qu'il nous transmet. La vie est un chemin fascinant qui est encore plus agréable lorsque nous sommes réellement à l'écoute de notre corps et de ses besoins.

Bibliographie

ASSOCIATION FRANÇAISE D'INFORMATION SUR LA PARURÉSIE, *Qu'est-ce que la parurésie, ou syndrome de la vessie timide ?*, www.paruresie.fr, 2010.

BALCH, James F., et Phyllis A. BALCH, *Prescription for Nutritional Healing*, Avery Publishing Group inc., 1990.

BOMMAS-EBERT, Ulrike, Philip TEUBNER, et Reiner VOSS, *Cours d'anatomie*, de Boeck, 2008.

BOURBEAU, Lise, *Ton corps dit : « Aime-toi ! »*, E.T.C. Inc., 1997.

BOWER, Hilary, *Vaincre le psoriasis*, Modus Vivendi, 2009.

CHAPEL, Helen, Mansel HAENEY, Siraj MISBAH, et Neil SNOWDEN, *Immunologie clinique : de la théorie à la pratique, avec cas cliniques*, de Boeck, 2004.

DANDAVINO, André et coll., *Guide familial des symptômes*, Rogers Media, 2004.

DRANSART, Philippe, *La maladie cherche à me guérir*, Le Mercure Dauphinois, Geneviève Dubois, 1999.

Encyclopédie Larousse, Larousse, 2009, www.larousse.fr/encyclopedie/medical/urine/16815.

Flèche, Christian, *Décodage biologique des maladies*, Le Souffle d'Or, 2001.

Frenette, Gisèle, *L'endométriose*, Quebecor, 2011.

Frenette, Gisèle, *Tout sur la santé de l'intestin*, Quebecor, 2007.

Georgescu, V., et E. Estève, *Perlèche, Thérapeutique Dermatologique*, www.therapeutique-dermatologique.org, 2012.

Jensen, Bernard, *Iridology: Science and Practice in the Healing Arts*, Volume II, Bernard Jensen Enterprises, 1982.

Hay, Louise, *Heal your body*, Hay House, 1988.

Koplowicz, Stéphanie, *Vernis à ongles, attention danger ?* octobre 2012, www.e-sante.fr.

Liebmann-Smith, Joan, et Jacqueline Nardi Egan, *Décryptez les signaux de votre corps*, Marabout, 2009.

Marieb, Elaine N., *Anatomie et physiologie humaines*, Renouveau pédagogique inc., 1993.

Martel, Jacques, *Le grand dictionnaire des malaises et des maladies*, ATMA Internationales, 2007.

Mayo Clinic, *Urine color*, www.clinicmayo.com, 2011.

MORE, Daniel, *Sex allergy: Allergic reactions during sexual intercourse*, www.allergies.about.com, 2012.

MORIARTY, Kieran J., *Comprendre le syndrome du côlon irritable*, Modus Vivendi, 2006.

NUTRA NEWS, *Science, Nutrition, Prévention et Santé*, « Beauté et santé des cheveux et des ongles », juin 2008, www.nutranews.org.

PASSEPORTSANTÉ.NET (équipe de), *L'aménorrhée : qu'est-ce que c'est ?*, www.passeportsante.net, 2011.

PEIKIN, Steven R., *Gastrointestinal Health*, Harper Collins Publishers, 2004.

RAINVILLE, Claudia, *Guérir en comprenant les messages de nos malaises et de nos maladies*, Quebecor, 2011.

RONA, Zoltan, *Encyclopedia of Natural Healing*, Alive Publishing Inc., 1997.

SHOLTIS BRUNNER, Lillian, Suzanne C. SMELTZER, Doris SMITH SUDDARTH, et Brenda BARE, *Soins infirmiers en médecine et en chirurgie : Fonctions rénale et reproductrice*, de Boeck Supérieur, 2006.

TREMBLAY, Christine, « Vergetures : on y peut quelque chose ? », magazine *Coup de Pouce*, 18 juillet 2005.

WATSON, Brenda, et Leonard SMITH, *Gut Solutions*, Renew Life Press, 2003.

Notes de fin de document

1. Centre National de Ressources Textuelles et Lexicales, 2012 (en ligne).

2. Douglas Harper, *Online Etymology Dictionary*, 2010.

3. Elaine N. Marieb, *Anatomie et physiologie humaines*, Renouveau pédagogique, 1993, p. 138.

4. Yaemsiri, S., N. Hou, MM. Silning, et K. He, “Growth rate of humain fingernails and toenails in healthy American young adults”, *Journal of the European Academy of Dermatology and Venereology*, 2010 ; 24 : 420-23.

5. *L'urinothérapie est une thérapie récemment redécouverte par la science*, www.yogaesoteric.net/content.aspx ?item=4848&lang=FR.

6. Schaller, Christian Tal, et Johanne Razanamahay, *Amaroli*, www.santeglobale.info, 2007.

7. Ochoa-Brust, G. J., A. R. Fernández, G. J. Villanueva-Ruiz, R. Velasco, B. Trujillo-Hernández, et C. Vásquez, « Daily intake of 100 mg ascorbic acid as urinary tract infection prophylactic agent during pregnancy », *Acta Obstetricia et Gynecologica Scandinavica*, 2007 ;86(7):783-7.

8. Waring, R. H., S. C. Mitchell, et G. R. Fenwick, « The chemical nature of the urinary odour produced by man after asparagus ingestion », *Xenobiotica*, 1987 Nov ;17(11):1363-71.

9. Bernstein. JA., « Human seminal plasma hypersensitivity: an under-recognized women's health issue », *Postgraduate medicine*, 2011 Jan ;123(1):120-5.

10. L'Organisation mondiale de la Santé, *Noncommunicable diseases (NCD)*, www.who.int, 2011.

À propos de l'auteure

Pour en savoir plus sur l'auteure, vous pouvez la rejoindre sur son blogue à l'adresse suivante :

http://gisele-frenette.blogspot.ca/

Observations personnelles de ma peau

Observations personnelles de mes ongles

Observations personnelles de mes selles

Observations personnelles de mon urine

Observations personnelles de mes règles

MARQUIS

Québec, Canada

RECYCLÉ
Papier fait à partir de matériaux recyclés
FSC www.fsc.org
FSC® C103567

Imprimé sur du papier Enviro 100% postconsommation
traité sans chlore, accrédité ÉcoLogo et fait à partir de biogaz.

100%

PERMANENT

BIO GAZ ÉNERGIE